歯科衛生士ブックレット Vol.2

全身に目を向けて、変わる、広がる
子どもの口腔機能を
育む取り組み

小石 剛　赤井綾美　高島隆太郎　西川岳儀

クインテッセンス出版株式会社　2019

QUINTESSENCE PUBLISHING

Berlin, Barcelona, Chicago, Istanbul, London, Milan, Moscow, New Delhi, Paris, Prague, São Paulo,
Seoul, Singapore, Tokyo, Warsaw

はじめに
子どもたちの「口腔機能発達支援」の奥深さを味わって

　「歯科衛生士」誌での発表より約3年が経ち、子どもたちの「口腔機能」の発達支援は、最近ますます注目されていると感じています。関連の研修会も多数開催され、管理栄養士、理学療法士、作業療法士など他職種との合同セミナーも開催されるようになりました。また、口腔機能に注目した歯列矯正治療も大変な人気です。体や口の育ちが、子どもたちの歯列という結果として現れている、という考え方も広がりを見せています。私たちも、不正歯列を、口腔機能、そして体全体の問題の現れだと捉えています。

　そして今、子どもたちには、運動やコミュニケーション能力の低下が心配されています。これは子どもたちの体と心の成長発育の問題です。
　口腔に関連する機能には「食べる、呼吸する」といった生命に欠かせない働きと、「話す、表情を作る」といった人間に欠かせないコミュニケーションの働きがあります。つまり口腔機能の発達支援は、運動やコミュニケーションの低下改善の大きな一助となり、子どもの体と心を健全に発育させる可能性が、大変大きいということです。
　「食べる。呼吸する。話す。コミュニケーションをとる。」
　それを担う口腔機能は、まさに「生きる力」そのものと言えます。
　口腔機能を育て守ることは──
①体も心も健康に発育し、生産力を高めさらに維持します。生涯のQOLの向上や維持にもつながります。
②歯科に通院する新たな価値を大いに生み出しています。
③他職種との連携のキーワードとしても大変強力です（同時に地域の多職種協働は口腔機能発達支援には欠かせないことだと思います）。
④子どもへの、そして社会への、これ以上ない大いなる貢献となるのです。新たな歯科の価値であり、地域多職種協働の入り口でもあります。

　2018年4月より、小児口腔機能管理加算が開始されました。これまでの高齢者に対する口腔機能支援による成果は多大なものであると思います。食べることの回復により、自立度は大いに向上し、かつQOLの大きな改善が見られています。しかし支援の負担は増加の一途であり、予防的対策が必要です。この加算は、その一策として小児期に導入されました。しかし、小児の口腔機能をどのように評価し支援するのかは、まだまだ確立されているわけではありません。

　口腔機能の発達支援は、可能性とやりがいに満ち溢れているのです！

　　　　　　　　　　　　　　　　小児来院のもっとも多い土曜日の昼休み、一番日の当たるお気に入りの机にて
　　　　　　　　　　　　　　　　　　　　　　　　　　　　　　　　　著者を代表して　小石 剛

CONTENTS

はじめに 3

口腔機能は全身とともに育まれる 7

子どもたちの抱える問題が変わった? 8
子どもの口腔に変化? 保護者が心配する「機能」の問題　小石 剛 8
それは、古くて新しい問題　小石 剛 9

そもそも、口腔機能ってなんだろう 10
口腔機能がかかわる3つの身体機能　赤井綾美・小石 剛 10

3方向からのアプローチで口腔機能を育む 12
歯科医院における育成コンセプト──生命活動の3Sで健口づくり
　　　　　　　　小石 剛・高島隆太郎・西川岳儀・赤井綾美 12
食育（食）　赤井綾美 14
息育（呼吸）　高島隆太郎 15
足育（姿勢）　西川岳儀 18

歯科医院における発達支援のヒント 20

トラブルが大きくなる前に、その芽に気付いて対応したい 21
妊娠期から段階を踏んで発達する機能　小石 剛 21

"生命活動の3Sで健口づくり"に基づく
子どもの口腔機能を育むための指導ガイド 22
☆ 妊娠中の姿勢　小石 剛・高島隆太郎・赤井綾美 22
☆ 抱き方・寝かせ方　小石 剛 22
☆ 靴下は控える　西川岳儀 23
☆ 足底接地　西川岳儀 23
☆ 適切な離乳食　赤井綾美 24
☆ 食事時のチェア　西川岳儀 24
☆ バンボタイプに注意　小石 剛・高島隆太郎・赤井綾美 25
☆ 靴の選び方　西川岳儀 25
☆ 態癖　小石 剛・高島隆太郎・赤井綾美 25

ふだんの診療で実践!
口腔機能のチェックポイント＆指導へのつなげかた 26
視診　小石 剛・高島隆太郎 26
問診　小石 剛・高島隆太郎 28
口腔内診査　小石 剛・高島隆太郎 29

CONTENTS

指導のきっかけをつかむ取り組み実例集 ……………………… 30
パパママ教室　小石 剛・高島隆太郎・西川岳儀 …………………… 30
各種イベント　小石 剛・高島隆太郎・西川岳儀 …………………… 31
地域との連携　小石 剛・高島隆太郎・西川岳儀 …………………… 31

おわりに ………………………………………………………………… 32
口腔機能育成の方向性　小石 剛 …………………………………… 32
歯科衛生士の新たな役割　赤井綾美 ……………………………… 33

〈特別読み切り〉
育児支援としての
口腔機能発達支援のありかた　高島隆太郎 ……………… 34
日常臨床でそのままできる口腔機能の評価　高島隆太郎 …… 35

Further Questions ………………………………………………… 36
掘り下げBOOK GUIDE …………………………………………… 38
著者略歴 …………………………………………………………… 39

とじ込み付録
**全身と口腔の発達の
かかわり早見表**

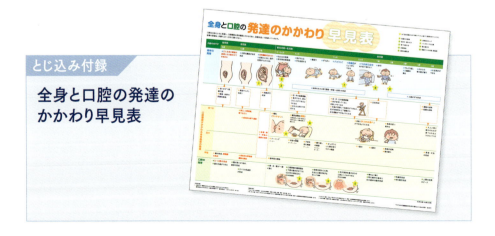

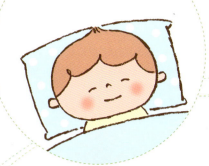
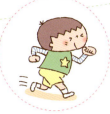
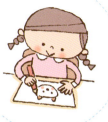
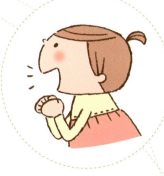

口腔機能は全身とともに育まれる

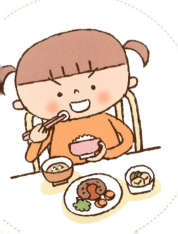
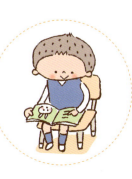

　お口ポカン、言葉の不明瞭さなど、子どもたちの口腔機能に関する問題は最近の話題としてよく取り上げられており、赤ちゃんが哺乳期、離乳期を経て「食べる」機能を獲得するプロセスや、口腔機能が果たす役割の重要性については、もはや周知のところです。

　ところが実際の臨床の場では、「何をどのように支援していけばいいのかわからない」「どのような介入ポイントがあるのかわからない」といったことから、なかなか具体的なアプローチの手段を持てていないのが、多くの場合、現状ではないでしょうか。

　食べることや、その他の口腔機能に関して、子育ての現場ではどんなことに困っているのか？

　子どもたちの口腔機能の発達にどのような問題が生じているのか？

　口腔機能はどのようなしくみで、どのように発達するのか？

　筆者らは口腔機能が全身とともに発達していく点に着目し、全身にも目を向ける必要があると考えました。本書では、問題に気付くための着眼点や、実際に著者らが実践しているアプローチを紹介し、専門職として臨床の場で行える予防的な対応の可能性について考えていきたいと思います。

口呼吸　歯列不正

子どもたちの抱える問題が

子どもの口腔に変化？ 保護者が心配する「機能」の問題

　近年、「食べることがへた」「口呼吸」「歯並びが悪い」という子どもの問題に対して、歯科のみならず保護者にも高い関心があることは、テレビなどのマスコミ報道や日々の臨床においても大いに実感するところです。実際、歯列不正や口呼吸を疑われる子どもの多さ、またそれらを主訴とした来院や相談が増えている実感は、日々の診療だけでなく、院外での母親教室などの歯科相談を受ける際にも大いにあります(図1)。

　保護者や保育者における口腔機能への心配は多く*1、保護者の興味や意識は、う蝕から歯並びや食べ方・口呼吸などの口腔機能へと変わっていると考えられます(図2)。実際、子どもたちの抱える問題は、う蝕の多発から歯列不正や口腔機能の問題の増加へと変わってきているのではないでしょうか。

図1　4歳児クラスの健診時の光景

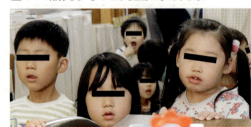

みんな口が開いている。

図2　保護者が食べ方について不安を持つ割合

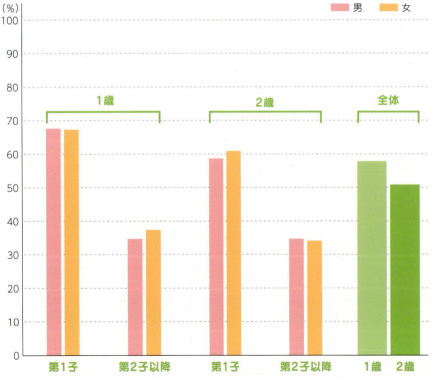

平成24年度新宿区歯科検診事業報告では"第1子の1歳児の約7割と2歳児の約6割に食べ方についての不安がある"と報告された。

(文献1より転載)

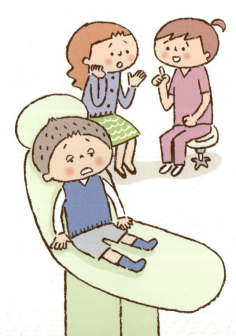

＊1　2014年、大阪府池田市で、市内の全保育所と保育園(認可外を含む)を対象とした口腔機能に関する研修会が開催された。研修に先だったアンケートでは、子どもたちの心配なようすとして、「うまく食べられない」「丸飲み」「喉に詰まる」「よだれがいつまでも出る」「言葉が不明瞭な子が増えている」「口が開いたまま」などの意見があげられ、保育士の口腔機能に関する関心や心配の大きさが伺われた。

変わった？

それは、古くて新しい問題

　口呼吸や歯列不正に関する報告は比較的新しいものが多く、近年になって注目されてきたことが伺えます。幼児を対象にした調査は少なく、判定基準が一定ではなく、結果にもばらつきが見られます。特に口呼吸については定量評価が難しいこともその理由としてあげられるでしょう。

　参考に、著者らが判定基準を設けて調査した結果を示します。2012～2014年に幼稚園児678名に対して行った調査で、歯列不正の割合は全体で75％であり、口呼吸者は45％でした（図3）[3]。

　一方、「噛めない子」「噛まない子」「じょうずに飲み込めない子」といった摂食機能の発達不足を疑う報告は、すでに30年近く前から、小児保健や中学校の教科書にも掲載されているようです[2]。摂食機能に関する関心や問題は、けっして最近に始まったものではなく、未だに問題が解決できていないものといえます。

　つまり、保護者の歯列不正や口腔機能への関心や心配が多い背景には、歯列不正や口呼吸の割合が多いことだけでなく、う蝕の減少による口腔内の興味の変化、少子化による一人ひとりの子どもへの健康などの注目や期待の高まり、核家族化による伝達や伝承の不足、母親のコミュニティやコミュニケーションの不足なども考えられます。また、講演やマスコミ、ネットなどにおける情報増加による影響も少なからず受けているでしょう。

　それらの不安やニーズに応えることはもちろんのこと、発達不足と考えられる子どもたちの口腔機能について、早期からどのように介入し、どのように支援していくかが歯科臨床現場における新たな課題ではないでしょうか。それは、日常臨床と地域保健との連携のもとに進めていくことが求められます。

図3　幼稚園児（3～6歳）における歯列不正と口呼吸の割合

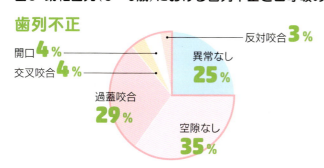
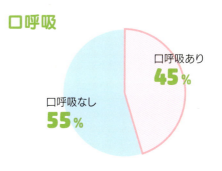

（文献3より転載）

「口腔機能」は意識されづらい機能

赤井綾美

　保護者や他職種の方々に口腔機能の理解を深めてもらうことはとても重要ですが、「口腔機能」といっても、たとえば「食べる」という行為は無意識に行っているものであり、何がどのように機能して成り立っているという実感はありません。だからこそ、機能を失って初めて、噛めることや口から食べられることのありがたさと、できない辛さを感じます。それだけに困惑も強く、口腔機能に関する研修会を開くと、「どうして食べ物を口に溜めてしまって飲み込めないのか？」「一体どうすれば食べる機能を回復できるのか？」といった疑問の答えを求めて参加される方が多くいます[4]。

　口腔機能についての理解を深めるためには、まず「食べる機能」を意識する体験が必要です。そこで、「食べる実習」として、「口唇を少しでも閉じることができないと、スプーンのヨーグルトさえ口腔内に取り込めず、飲み込めない」「舌が動かないと咀嚼どころかとたんに口腔内がパニックになる」「刻んだ食物は前歯で無意識に触知してしまう」といったことを自分自身で体感してもらっています。意識的に口唇や舌の動きを観察してもらうことが、口腔機能の理解と対応につながります。

そもそも、口腔機能ってなん

口腔機能がかかわる3つの身体機能

口腔に関連する「食べる」「話す」「呼吸する」という3つの身体機能には、口腔機能が大きくかかわっています。

それぞれの機能は、口・鼻・喉の協調運動で成り立っています。口唇、舌、軟口蓋、喉頭蓋の協働が欠かせず、そのいずれかが動かなくなれば、スムーズに話したり、安全に食べることはできなくなります。

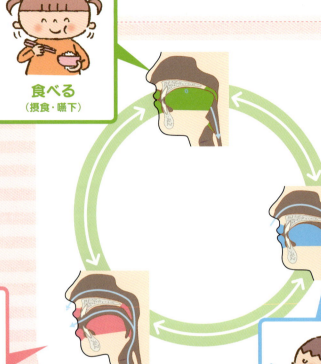

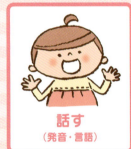

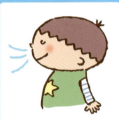

呼吸時、嚥下時、発音時の口腔器官の動き。口唇・軟口蓋・舌・喉頭蓋の動きが切り替わることによって、3つの機能が切り替わる。

口腔機能が大きくかかわる3つの身体機能

前述の、「食べることがへた」「口呼吸」「歯並びが悪い」という問題には、それぞれ「食べること（摂食・嚥下）」「話すこと（発音・言語）」「呼吸すること」がかかわっています。これらは、顎や顔面を含めた歯列の正常な発育[5]やその安定[6]にも大いに影響していると考えられています。[*2]

口腔機能は、① 食べる（食べものを取り込む、噛む、すりつぶす、飲みこむ、味わう）、② 話す（発音、歌う、会話、コミュニケーション）、③ 呼吸という活動に大きくかかわっています。これらは生命維持において非常に重要な役割を担う活動であるゆえに、健康維持や健康増進に直結し、また口腔機能の発達も成長発育に大きく影響する可能性があります。

機能を切り替えながら、互いに影響しあう

食べたり話したりするためには、それぞれの活動に合わせて、息を「吸う」「止める」「吐く」といった動作の切り替え、すなわち呼吸のコントロールが必要です。たとえば、食べも

[*2] たとえば、John Mewは著書[4]の中で、顎顔面の成長に「嚥下や発声も影響を及ぼしている」と述べている。Mewは顔面（顎）の成長条件として「上顎アーチの発達は歯の萌出と安静位と咀嚼中の舌背の圧力によって決まる」と仮説を立てたうえで、正しく機能するためには歯は接触（または接触と同様）の状態で唇が閉じ、安静時には舌背が口蓋に触れているのがよいとした。現在、不正咬合の原因に対する明確な答えはまだないが、このことから、口唇が開いてしまう口呼吸や、異常な嚥下や発声は不正歯列の原因となり、逆に、それらの問題は小児における口腔機能の発達不足に起因する可能性が考えられる。

だろう

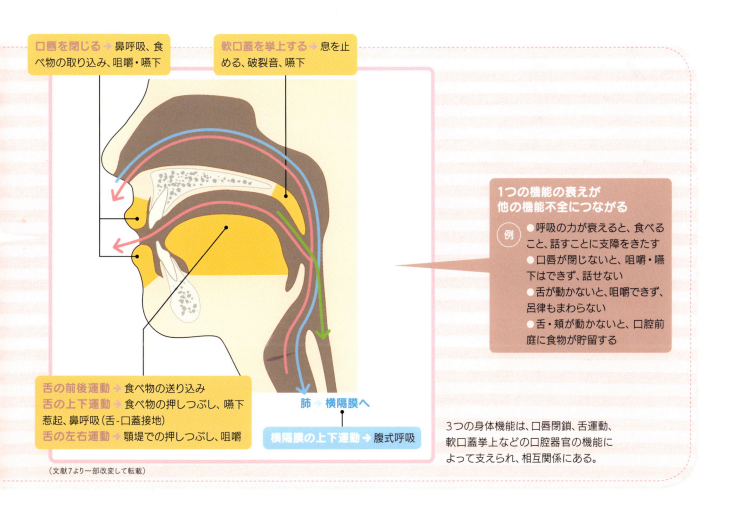

のを口元まで運ぶときは、息を吸っています。口を開けて取り込むときは息を止め、咀嚼が始まり口唇が閉じた状態になると、再び鼻で呼吸しています。そして、飲み込む直前に吸気し、再び息を止めて、飲み込み終わると鼻から呼気を出します。もちろん、口を閉じて咀嚼して、飲み込むまでは話はできません。この呼吸のコントロールは、口唇や舌、軟口蓋が協調して行っています。この切り替えがうまくできないと、ムセ、喉詰め、誤嚥を起こします。

口腔機能がかかわる身体機能は、呼吸機能を底辺とし、摂食・嚥下機能、言語機能を積み上げた相互関係にあると考えられます。口腔はこれらの機能を支える器官として、生後、口唇閉鎖、舌運動（前後・上下・左右）、軟口蓋挙上という運動機能を、身体の発達とともに獲得していきます。

口腔は全身とともに発達する

口腔器官の機能は全身の運動機能とともに発達していきます（とじ込み付録参照）。たとえば、生後間もない赤ちゃんは固形食を食べることができず、母乳やミルクなどを哺乳するなど、液体を飲むことしかできません。固形物を飲み込むには、頚部の安定が必要であり、そのためには体（体幹）の安定も必要です。それらは、赤ちゃんが日常的に口や首や手足そして体を動かすことで獲得していきます。

このように、口腔機能は全身の運動機能と相互に影響しあいながら発達し、顎顔面や口腔の成長にも影響を及ぼします。それゆえ、口腔機能の発達支援には、全身の発達の支援も切り離せないのです。

3方向からのアプローチで

歯科医院における育成コンセプト ——生命活動の3Sで健口づくり

"生命活動の3Sで健口づくり"

全身の運動機能の土台となる「呼吸」「姿勢」「食」という3つの機能を支援することが、健全な口腔機能および口腔の発育支援につながります。

呼吸のサポート
鼻呼吸による正しい呼吸の獲得

獲得すべき機能
- 腹式呼吸
- 口唇閉鎖
- 舌—口蓋接地

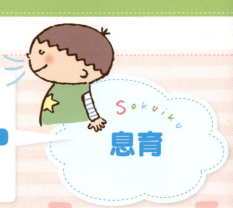

姿勢づくりのサポート
足指の健全な育成による正しい姿勢づくり

獲得すべき機能
- 粗大運動による足指の発達
- 抗重力筋の発達による姿勢保持
  ▶ 口唇閉鎖、舌—口蓋接地

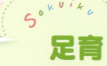

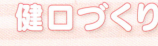

呼吸、姿勢、食は全身の運動機能発達の土台

産まれた赤ちゃんが生きていくために必要な呼吸や哺乳は、最初は生命維持にかかわる「原始反射」として出現します。赤ちゃんの喉頭蓋の位置は高く、呼吸しながら哺乳ができる構造になっていますが、重力の影響を受けて徐々に喉頭部が下がって、咽頭部の空間が形成されます。生後3ヵ月ほどで首が座ることにより、呼吸経路と嚥下経路の切り替えを喉頭蓋で行えるようになり、呼吸を止めて、安全に嚥下できるようになります。また、歩行するためには、体位の変換にともなう運動機能を獲得し、重力に抗し、正しい姿勢を保つ筋肉・骨格を備えることが重要です。その体位をとおして運動機能を獲得していく

からです。このように、われわれは重力をはじめとした環境の刺激を受けながら、自律した運動機能を獲得していきます。

このように、全身の運動機能の発達の土台となる呼吸、姿勢、食の支援を、西川は、「生命活動の3S」と名付けました[8]。これを基礎として筆者らは、人生の開始地点となる妊娠期より、正しい食べ方をサポートする「食育(shoku-iku)」、鼻呼吸をサポートする「息育(soku-iku)」、姿勢づくりをサポートする「足育(soku-iku)」の3方向(3S)からの支援をコンセプトとしました。これらには口腔が相互にかかわっているため、子どもたちの口腔機能および口腔そのものを育てる重要な要素となります。

これが、筆者らが提唱する「生命活動の3Sで健口づくり」です。全身を含む口腔の発達支援を歯科医院で行っていくにあたり、子どもたちの健康づくりの主軸方針として掲げてい

口腔機能を育む

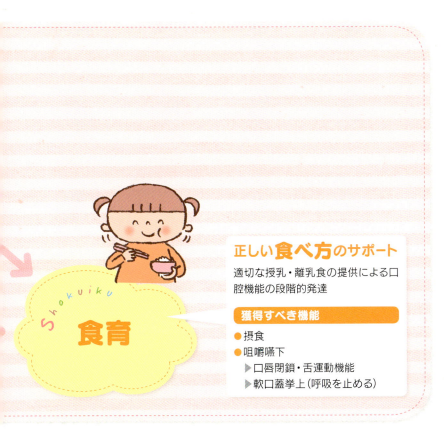

正しい**食べ方**のサポート

適切な授乳・離乳食の提供による口腔機能の段階的発達

獲得すべき機能
- 摂食
- 咀嚼嚥下
  ▶ 口唇閉鎖・舌運動機能
  ▶ 軟口蓋挙上（呼吸を止める）

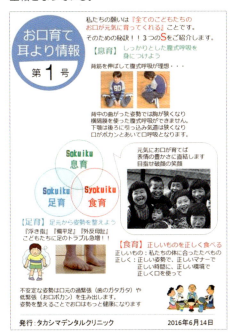

図4　3Sの概念を図式化した説明資料
タカシマデンタルクリニックで配布している患者さん向け資料。同院での「お口育て」の方針の主軸となっている。

ます（図4）。

3Sは、重力に抗して生きていく人間にとって必要な育成支援の要因であり、健康の維持向上に欠かせません。3Sの1つが崩れれば、口腔機能だけでなく、健康そのものに影響が出ます。逆に言えば、口腔機能に問題があるということは、生命活動にかかわる重要な問題が潜んでいると考えられます。したがって3Sの状態を評価し、口腔に表出する問題に潜んでいる本来の問題は何なのかを判断していくことが重要なのです。

発達段階ごとに練習が必要

赤ちゃんが産まれてから首が座り、寝返りができ、ハイハイ、お座り、つかまり立ち、歩行と段階を踏んでいくように、身体機能は段階を経て発達していきます。そして、赤ちゃんが一人で歩けるようになる過程が一足飛びには発達しないように、食べる機能も段階を飛ばしては、うまく噛めるようにはなりません。たとえば、しっかりハイハイすることなく歩くようになると、重い頭を支える首から背中を通る脊椎を支える筋肉の力が不十分で、身体全体のバランスを保つ力が弱くなってしまいます。食べる機能には大きく3つの発達段階があり、その段階ごとに適切な練習ができないと、じょうずに食べることができなくなり、話すこと、呼吸することに支障をきたします。

そのため、3Sによる健口づくりを実践するためには、その発達段階をおさえて、適切な練習を行っていくことが大切です。

次ページより、3Sのそれぞれの支援について解説します。

食育（食）

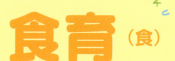
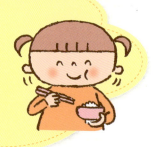

発達段階にあわせた離乳食の指導
―食べる機能を育む―

　食べる機能の各発達段階における練習材料とはなんでしょうか？　おっぱいを飲んでいた赤ちゃんが自分で食べることを練習するために必要な材料は「離乳食」です。発達段階に適した練習材料が、発達に必要な運動を引き出します。赤ちゃんは、大きく3つの発達段階を経て、乳歯が生えそろう3歳ごろになって初めて、奥歯ですりつぶす臼磨の運動の練習を始めます（**表1**）。それまでの調理形態が、大人の指でつぶれる程度よりも硬いと、うまく処理できず、丸のみをしてしまうおそれがあります。

　東京都新宿区の調べによれば、食べ方に不安のある親子への相談事業において、噛まない食材と対象児の月齢差は認められませんでしたが、歯数には有意差が認められていました（**表2**）[1]。このことから、月齢にとらわれず歯の萌出状態をよく観察して、それぞれの段階の運動を引き出す食材を与えることが大切です。

表1 「食べる」機能発達の3段階に合わせた支援

全期通しての基本として、テーブルを肘の高さにし、足底が接地する姿勢で安定させ、正しい姿勢がとれるように指導することが大切。

ステップ0
離乳食以前には、乳首より強い刺激として、おもちゃのおしゃぶりや、ガーゼでの口腔内の清拭などによって原始反射が抑制され、唇を閉じる運動を獲得していく

		獲得する機能（動き）	練習に適した食材	支援のポイント
ステップ1（離乳初期）		唇を閉じる動き（スプーンにある食材を唇を閉じることで、口腔内に捕食することを学ぶ）	トロトロ状で舌の前後運動でスムーズに口腔に取り込める性状	スプーンを下唇に触れさせ、自分から上唇を閉じてすくい取る動きを促す　十分に閉じることが難しい場合、口角の下を少し持ち上げてあげると唇が閉じて嚥下が促される
ステップ2（離乳中期）		舌を上下に動かす（食材を舌と口蓋で潰しながら飲み込むことを学ぶ）	ベタベタ状でまとまりやすい性状	正しい「姿勢」を指導し、舌の動きを引き出す（顎が上がった状態では舌が前に出てしまい、食材をじょうずに嚥下できない）
	手づかみ	食材を手で持って口に運ぶ・味わう（唾液と共に飲み込む練習、手を使って食べ物を口へ運ぶ「目・手・口の協調運動」の練習）	しっかり持って噛みちぎれない干しイモやするめ、昆布、櫛切りのリンゴ	自座位も不安定であること、固形物は喉に詰める恐れがあることから、目を離さないよう、安全に十分配慮する
ステップ3（離乳後期）		舌を左右に動かして食材を顎堤に運び、下顎運動との連動で食材をつぶす（咀嚼への第一歩）	上下顎の顎堤でつぶせる程度の食材で、1cm弱程の大きさ	舌の左右運動を引き出すために、歯ブラシで舌の両側面を軽く刺激する
	手づかみ	〈※上下顎前歯萌出後〉食材を持ってかじりとる（食材の性状に合わせた歯の使い方、一口量を覚える）	棒状に成形したパンやフライドポテト、おにぎり等、手で持って前歯でかじれるもの	食材に適した一口量を覚えるまでは、ため込みすぎないように手を添えながら加減し、口や歯の使い方を学ばせるよう指導する

食材が大きすぎると、口にため込んだり、丸のみを誘発する

自座位がしっかりととれることで、舌の左右運動が可能になる

唾液と共に飲み込む訓練、手を使って食べ物を口へ運ぶための協調運動の練習にもなる

表2 噛まない食材と歯の萌出状況との関連

噛まない食材	歯の萌出状況	丸のみの理由と対応
「すべて」「やわらかいもの」「果物」「納豆」	→ B+B / B+B	乳臼歯が未萌出のため。歯肉でつぶれる程度の食材にするが、舌の左右の動きがまだできない場合には、歯肉で噛むこともできないので、舌で押しつぶして飲み込める硬さに。
「麺類」「肉・魚」	→ D+D / D+D	乳臼歯が上下左右に1本ずつしか萌出していないので、ペラペラしているものや肉や魚介類の塊状の形態は処理できない。大人の指でつぶせる程度の食形態が望ましい。

新宿区における、食べ方に不安のある親子への相談事業において、保護者が「噛まない」と答えた食材と口腔内の状況には関連が見られたが、月齢差は認められなかった[1]。

食べたい意欲を育む

保護者の悩みには、思った量を食べてくれない、時間がかかるなど、食欲の問題が多く挙げられます。食欲は「おいしかった」という経験があって、「また食べたい」という食への意欲を育てます。そのためには「お腹が空いた」という経験が先んじて必要です。

新宿区では、先駆的に食べ方を含めた歯科相談事業を1歳児、2歳児に行っていますが、食べ方で気になる点の有無は、1歳児の「甘味飲料摂取」「夜間授乳」、2歳児の「夜間飲料摂取」との間に関連がみられました。これらの問題は、歯科臨床ではう蝕予防として口腔衛生指導に特化してしまいがちですが、授乳や飲料による満腹感が食への意欲ともかかわり、食支援としても重要であることが示唆されています[9]。

乳幼児期の口腔機能の発達には、何よりも本人の「食べたい」意欲を育てるという能動的な動機が大切です。そのためには、日常生活全般について把握し、お腹が空く環境づくりや生活習慣へのアドバイスが大切です。日常生活では、起床と就寝、お昼寝の時間が不規則になっていないか、授乳と食事の時間や量、甘味飲料を含め、おやつの内容や与え方に関連していないかを確認します。また、戸外での散歩や身体を使った遊びなどの運動量なども確認しながら、子どもたちが「おいしかった」と感じる経験の重要性に気づいてもらえるよう支援することが大切です。

子どもたちは、自分の手やお口を使い、新たな食材に挑戦し、失敗を繰り返しながらその使い方を学んでいきます。子どものようすをよく観察し、危険回避のお手伝いをしながら見守って、子どもの「食べたい」を育むことが大切です（図5）。

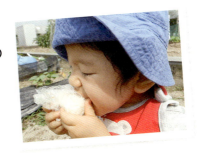

図5 「食べたい」という子ども自身の気持ちを育む

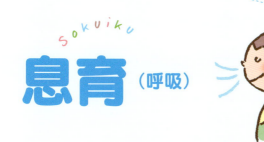

息育（呼吸）

口呼吸は口の姿勢を乱す

すべての肺呼吸動物は鼻呼吸をしています。人間でも、成人と解剖学的な作りが異なる新生児では、口よりも鼻のほうが呼吸しやすくできていますが、首が座ると、発音が可能になると同時に口呼吸も可能になります。口呼吸は言葉を獲得した人間の特徴とも考えられます。しかし、呼吸の方法として口呼吸が続くと、顎顔面の成長不良など発育に強い影響を生じ、睡眠障害や歯列不正に結び付くと考えられます。

正しい呼吸を行うためには、「口の正しい姿勢」（次ページ 図6a）が必須ですが、口で呼吸をすると、この正しい姿勢の3要素がすべて満たされない状態、つまり低位舌と口唇の閉鎖不全をきたします（次ページ 図6b）。

呼吸と口の姿勢

口呼吸は口の姿勢を乱してしまうため、
鼻呼吸を阻害する因子は早期に発見して除外する視点が必要である。

図6a　口の正しい姿勢
口腔内がこのような状態にあると、正しい呼吸を行いやすい。

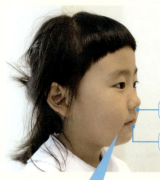

❶ 鼻でゆっくりと息をする
❷ 口唇は軽く閉じる

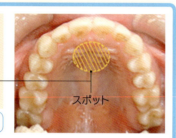

スポット
❸ 舌はスポットに

図6b　習慣的な口呼吸を行う子どもの口の姿勢
常時口が開き（口唇の閉鎖不全）、口蓋に接地しているはずの舌が下方に下がり歯と接触している（低位舌）。

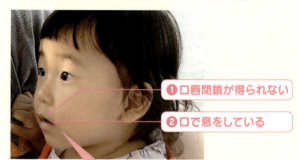

❶ 口唇閉鎖が得られない
❷ 口で息をしている

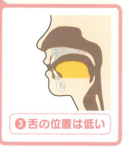

❸ 舌の位置は低い

呼吸は上顎の成長に影響を与える

　顎顔面の発達においても呼吸のしかたは大きく影響します。通常、上顎の側方への成長は、1日2,000回以上も行われる嚥下時に口蓋に押し付けられる舌の圧で促され（図7a）、U字形の歯列（図7b）が形成されます。しかし、習慣的に口呼吸を行う子どもたちでは、舌の位置が低く、この舌圧が生じないため（図8a）、上顎側方への成長は明らかに少なくなります（図8b、V字形の歯列）。また、口呼吸の子どもたちは乳児型嚥下[*3]を行うため、嚥下時に口輪筋や頬筋などの口腔周囲筋が緊張して上顎を外側方から圧迫することも、狭く高い口蓋につながります。この口蓋の状態は、鼻気道が狭いことを意味します。

[*3] **乳児型嚥下**：咀嚼し終えた泥状の食塊や液体を飲み込む際には、喉頭の構造上、口腔内を密閉状態にして陰圧を高めて飲み込む必要がある。そのため正常者は嚥下時に口唇を閉じ、奥歯を噛んで下顎の位置を固定し、舌を口蓋に押し付けることで口腔内の陰圧を高めて嚥下する。一方、口呼吸を行う子どもたちは口唇を閉鎖せず奥歯を噛まず、舌を前方に突出させて歯に押し付けたり挟み込むことで口腔内の陰圧を高めて嚥下する。この時、口輪筋や頬筋などの口腔周囲筋には強い収縮が見られる。この嚥下のしかたを、正常な成人型嚥下と比較して「乳児型嚥下」という。溜め飲み、逆嚥下、舌突出癖、ターンスラストと表現されることもある。

口呼吸によって正しい口の姿勢が妨げられると、なぜ他の口腔機能に影響するのか

　正しい呼吸（鼻呼吸）を行い、正しい口の姿勢（図6a）を保つことによって顎顔面は望ましく発達していきます。顎顔面の正常な発達は、すなわち口腔容積の増大を意味します。口腔内が広がれば舌が活動できる領域も広がり、舌の運動は活発となり、食事、会話の能力は向上していきます。その結果、正しい咀嚼、嚥下、発音により舌が前後上下左右に運動し、正の循環が生じて口腔内はさらに広がっていきます。
　しかし、狭窄した歯列弓ではスペースが不足して十分に舌が動けず、正しい食行動や発音を行うことができません。たとえば、習慣的に口呼吸を行う子どもたちでは、口唇を閉鎖せず食べるため、大臼歯ではなく小臼歯部を使って咀嚼する「クチャクチャがみ」を行い[10]、乳児型嚥下を行います。また、「カラス」を「タラス」など、発音が不明瞭であることが多く見られます。これは、舌の位置が低く、舌の筋力も低いため、舌を口蓋に接触させる必要のある「カ」「サ」「タ」行を発音する[11]際にも舌が挙上できない機能性の構音障害である[12]場合が多いです。そのため、正の循環が起こりにくく、口腔容

呼吸と上顎の成長

習慣的に口呼吸を行っていると、舌の位置が低くなり、嚥下時に舌圧が得られなかったり、口腔周囲筋の圧迫を受けるため、上顎の側方への成長が妨げられる。

図7 正常な上顎の成長

嚥下時に口蓋に舌が押し付けられ、その圧によって上顎が側方成長していく。上顎の側方成長が進むにつれて、口蓋部の骨は下方に成長し、口蓋の深さは浅くなっていく。

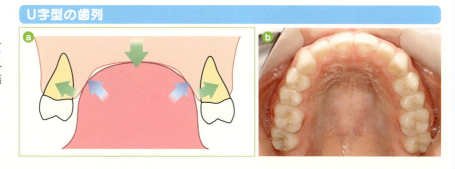

図8 習慣的口呼吸の子どもの上顎の成長

舌の位置が低いため、嚥下時には舌が歯におしつけられてしまい、口蓋に圧がかからない。口蓋は狭く高い。

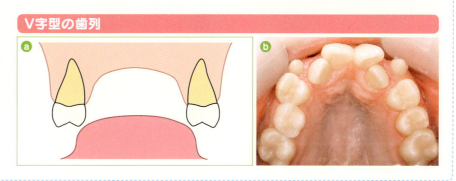

図9 呼吸の顔貌への影響

幼少期から正常な鼻呼吸を行っている場合と、習慣的な口呼吸を続けていた場合で、成人後の顔貌に差が生じる。
鼻呼吸では上顎が前方へ成長するが、口呼吸では下顎が下方に成長することで面長となる。

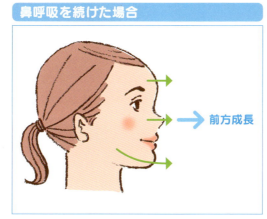 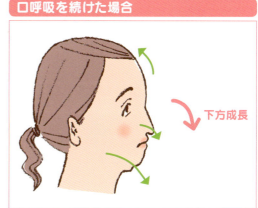

積が少ないまま成長を終了してしまう場合も少なくありません（図9）。

> **口呼吸の悪影響について保護者に説明し、鼻呼吸を誘導し、習慣化する**

このように、低年齢からの積極的な顎成長の見守りと、適切な時期の介入は、その子どもの顔つきを大きく左右し、全身の成長や重要な口腔機能の発達に大きな影響を及ぼします。そのため、なるべく早期から専門職として子育てにかかわり、口呼吸の悪影響について保護者に説明します。そして、阻害する因子を除去して鼻呼吸を誘導し、習慣化できるように指導することが重要です。

足育 (姿勢)

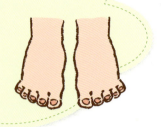

呼吸がしやすい姿勢、口呼吸につながる姿勢

3Sにおける「正しい呼吸」とは、鼻呼吸、なかでも横隔膜を動かした腹式呼吸です。口呼吸や横隔膜を動かさない胸式呼吸は「誤った呼吸」と言えます。

呼吸は、姿勢と深く関係しています。足を膝より前に出して座ってみてください。重心が踵側に移動し、骨盤が倒れ、仙骨で座る姿勢となります。胸郭が圧迫され、横隔膜を動かした呼吸が難しくなります（図10a）。逆に、足裏を膝の下またはそれより後方に置くと、重心は足指側になり、自然と骨盤は起き上がり、坐骨で座る姿勢になります。重心を踵側に置いた座り方よりも、横隔膜を動かした正しい呼吸がしやすいことがわかります（図10b）。

このように、呼吸は姿勢（足底接地）の影響を受けます。いわば、姿勢は呼吸の兄貴分とも言えます（図11）。

呼吸と姿勢

「正しい呼吸」とは、鼻呼吸のなかでも、横隔膜を動かした腹式呼吸である。
足底がしっかり地面につく姿勢をとると、正しい呼吸を行いやすくなる。

図10 姿勢は呼吸のしやすさに関係

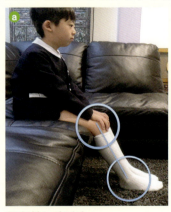
足を前に出すと
重心は踵側になり、頬部が圧迫されて呼吸が浅くなる。

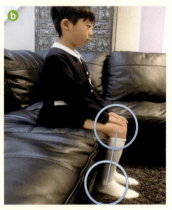
足を膝の下におくと
重心は足指側になり、呼吸がしやすくなる。

図11 抱き方による口唇閉鎖への影響

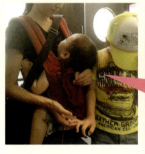
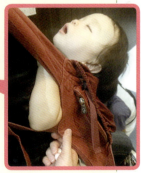

鼻呼吸しかできない、首が座る前の乳児でさえ、抱き方によっては口がポカンと開いてしまう。口唇は閉口筋のはたらきによっても閉鎖するが、閉口筋は姿勢の影響を受ける。歯科では、口を閉じていられる姿勢が「正しい姿勢」「良い姿勢」である。

足指をしっかり接地して立てないと、姿勢は崩れる

近年、以前は高齢者の問題であった足指の変形が、乳幼児にも見られるようになっています（浮き指、土踏まずの未完成など）[13]。人間は、立つと全体重が足裏にかかるため、足指を使えていなかったり、足指に変形があると、重心が踵側に後退してしまいます（図12a）[14]。

立位では、重心が踵側にあると、倒れないように頭位前方姿勢をとることになります（図12b）。頭位前方姿勢では、舌骨下筋（肩甲舌骨筋、胸骨舌骨筋など）のはたらきによって舌骨は下げられ、低位舌となり、口が開きやすい姿勢になります[15]（図12c）。

足指の変形と姿勢

舌が口蓋に接地することと、鼻呼吸をともなった腹式呼吸は、
3つの口腔機能の育成のすべてにおいて欠かせない。足育はそのための重要な1ピースである。

図12 足指の変形と姿勢が呼吸へ影響するメカニズム

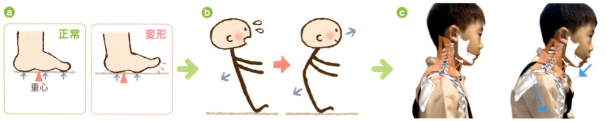

a 足指に変型があると、重心は踵側に後退する（↑は接地点を示す）

b 立位の時、重心が踵側にあると、倒れないように頭位前方姿勢となる

c 開口筋が優位にはたらく姿勢となるため、閉口筋で口を閉じようとしても、口が開いてしまう

腹式呼吸で「抗重力筋」を鍛える＋足指を伸ばすストレッチで、正しい呼吸を妨げない姿勢を

人間が立って歩けるのは、重力に対抗して立位姿勢を保持するための筋肉（抗重力筋、図13）のはたらきがあるからです。人間の筋肉を構成する筋線維には遅筋と速筋がありますが、速筋が瞬発的に機能するのに対し、遅筋は主に日常生活を通して鍛えられ、日常的に機能する筋肉と言えます[*4]。そして、舌や口唇の筋肉も、姿勢を保持する多くの抗重力筋も、遅筋でできています。

抗重力筋は、ハイハイ、自座位、つかまり立ち、歩行という成長発育の過程で、体幹が鍛えられていく際にともなって発達します。また、呼吸に使われる呼吸筋も抗重力筋のひとつであり、呼吸や姿勢に関連しています。常時誤った呼吸（胸式呼吸・口呼吸）をし続けていると、抗重力筋はその影響を受け、さらに姿勢が崩れてしまいます。

すなわち、呼吸筋や抗重力筋を正しく機能させることが、「お口ポカン」を改善する方法にもなります。具体的には、腹式呼吸で横隔膜を鍛えたり、足指を伸ばすストレッチを指導します（図14）。

[*4] 遅筋と速筋：遅筋（赤筋）は大きな力は発揮できないが、日常的に使われ、長時間運動を続ける時に活躍する。有酸素運動で主に鍛えられる。速筋（白筋）は瞬発性に優れ、短距離走や重いものを持ち上げる時など、瞬間的に大きな力を出せる。ウェイトトレーニングで主に鍛えられる。[17]

図13 抗重力筋

抗重力筋のうち、━━は呼吸筋でもある。

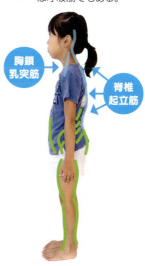

胸鎖乳突筋
脊椎起立筋

（文献16より一部改変して転載）

図14 足育に基づくパンフレット

西川歯科で患者に渡している資料。本来、横隔膜は直立姿勢の際にはほぼ水平な状態になっている。しかし姿勢が悪いなどの理由で胸郭が固い場合、横隔膜は斜めになり、その機能は低下している。そのため、負荷のかからない寝た状態からトレーニングすることにより、横隔膜がしっかりと動くようになり、胸郭も動くようになる。

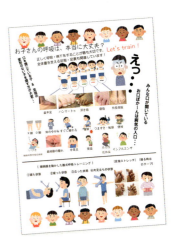

〈「口腔機能は全身とともに育まれる」引用文献〉
1. 冨田かをり, 髙橋摩理, 内海明美, 白井淳子, 五十嵐由美子, 吉村知恵, 塩津敏子, 向井美恵. 食べ方相談に来所した親子の相談内容の検討. 小児保健研究 2013; 72(3): 369-376.
2. 前田 隆, 今井 薫, 樋口直人, 齋藤健志, 赤坂守人. 小児の摂食の機能と行動（食べ方）に関する研究 第2報 摂食状態と咬合力, 咀嚼能力との関係について. 小児歯科学雑誌 1990; 28(1): 133-142.
3. 下平尾知波, 笹岡志帆, 小石 剛. 幼児における歯列および口呼吸調査 第2報. 小児歯科学雑誌 2015; 53(1): 144.
4. 赤井綾美, 小石 剛. 地域における多職種連携による口腔機能発達支援の取り組み. 小児歯科学雑誌 2016; 54(2): 183.
5. John Mew. 北總征男（監）, 阿部真裕（訳）. バイオブロック・セラピー －自然成長誘導法－. 東京: 学研書院, 2006: 101-202.
6. 近藤悦子. Muscle Wins!の矯正歯科臨床 呼吸および舌・咀嚼筋の機能を生かした治療. 東京: 医歯薬出版, 2007.
7. 冨田 薫, オホーツク動医協 なんでも健康相談室: 誤嚥（ごえん）性肺炎と口腔ケア. http://k-mint.okhotsk.or.jp/users/okk/soudannsitu/20050225.htm（2016年9月7日アクセス）
8. 西川岳儀, 松藤文男, 松藤克也（監）. 人生が変わる！足指スローストレッチ. 東京: 実業乃日本社, 2015.
9. 髙橋摩理, 冨田かをり, 内海明美. 歯科相談事業における事前アンケートの検討. 小児保健研究 2013; 72(6): 883-890.
10. 髙橋 治, 髙橋未哉子. 新版 口腔筋機能療法 MFTの実際 下巻. 東京: クインテッセンス出版, 2012.
11. 岡崎好秀, 金尾 晃. 口腔機能の発達とことばの発達. 小児歯科臨床 2010; 15(11): 48-54.
12. 湧井豊. 構音障害の指導技法 音の出し方とそのプログラム. 東京: 学苑社, 1992.
13. 原田碩三. 子どもの足と健康. http://mam.maternityshop.jp/ashi_kenkou/（2019年9月3日アクセス）
14. 阿久根英昭. 足力（あしりょく）. 東京: スキージャーナル, 2004.
15. Donald A.Neumann, 嶋田智明, 有馬慶美（監訳）. カラー版 筋骨格系のキネシオロジー 原著第2版. 東京: 医歯薬出版, 2012.
16. Therapist Circle. 立位を保つために働く抗重力筋の解説. http://therapistcircle.jp/koujyuryokukin.（2016年9月23日アクセス）
17. 筋トレ学園. 速筋と遅筋について. http://www.kintore.info/kinniku/q_l.html（2019年8月9日アクセス）

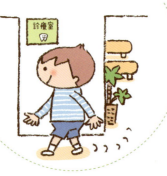
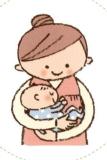
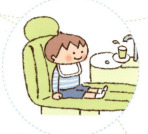

歯科医院における発達支援のヒント

とじ込み付録「全身と口腔の発達のかかわり早見表」をご用意ください。本項は、この「発達早見表」に沿って解説していきます。

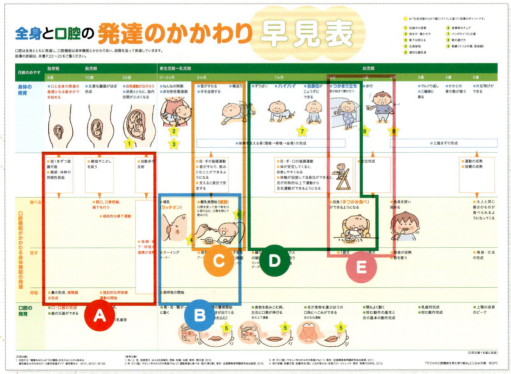

トラブルが大きくなる前に、その芽に気付いて対応したい

「全身と口腔の発達のかかわり早見表」では、身体と口腔、そして口腔機能がかかわる身体機能の発達のステップを、順を追って見ることができます。

妊娠期から段階を踏んで発達する機能

　前項で述べたように、口腔機能の発達は、全身の運動機能の発達と密接に関係しています。その例として、咬合力と、身体のバランス（重心動揺や足底の接地面積）や身体能力（鉄棒での逆上がりや転倒事後など）が関連していること[1]などが挙げられます。

　これらの発達は、一歩一歩階段を登るように進んでいきます。赤ちゃんは、母親の胎内にいる間に、食べることや飲み込むことなど、生後1年間に行うすべてのことをすでに練習しています❶。そして生まれてすぐにオギャーと声をあげて肺呼吸を開始し、哺乳、離乳食、発音と進んでいきます❷。

　腹ばいをするなどの中で首が鍛えられ安定しだすと（首のすわり）、離乳食を飲み込む力が備わってきます❸。ずりばいやハイハイ、おすわりなどで体が安定し、目と手と口の協調運動が備わってくると、じょうずに手づかみ食べもできるようになってきます❹。また、立ち上がるにつれてさらに首の部分（咽頭部）が発育し、言葉も発声しやすくじょうずになっていきます❺。

　これらの発達のステップは重要であり、それによっては結果が変わります（図15）。口腔機能のトラブルには、その機能の前段階での発達のつまづきが隠されています。専門職として予防的な対応を行うにあたっては、トラブルの芽に早く気づき、トラブルが大きくならないうちに軌道修正ができるようになることが大切です。

図15　発達のステップをしっかり踏むことが大切

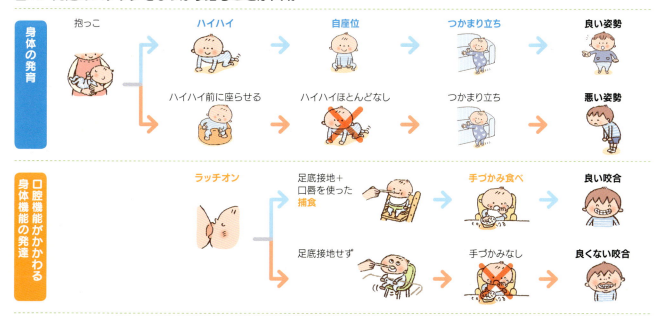

"生命活動の3Sで健口づくり"に基づく
子どもの口腔機能を育むため

ここでは、発達早見表で示した"「生命活動の3Sで健口づくり」に基づく指導ポイント"について、具体的に解説します。身近な歯科衛生士からアドバイスを受けることで、保護者も力強いでしょう。

1 妊娠中の姿勢

[時期]
胎生20週頃〜

母親の悪い姿勢は子宮や胎児を圧迫する
―妊婦もよい姿勢が大切―

胎児の成長により、胎内の空間が狭くなると、母親の姿勢の不良が骨盤や子宮の形状の悪化につながり、胎児の頚部が後屈するなどの影響を及ぼします[2]。そのような状態が続くと、胎内では赤ちゃんが指を吸ったり、飲み込んだりするなどの生後1年間に必要な機能の練習ができなくなります(図16)。

いすに座る時は、深く腰掛けず足首に体重が乗るのが正しい姿勢です。そうすることにより、意識しなくても猫背にならない楽な姿勢が保てます。

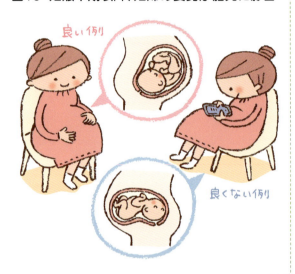

図16 妊娠中期以降、妊婦の姿勢が胎児に影響

2 抱き方・寝かせ方

[時期]
離乳食が始まる頃
(首がすわる頃までは特に)

口呼吸や悪い姿勢を防ぐ抱き方・寝かせ方を

離乳食が進むにつれ、赤ちゃんは自ら口唇を閉じる力をつけていきます。そのため、特にそれまでの時期に頭部が後屈した姿勢になると、口唇は開きやすく口呼吸を誘発することが懸念されます(P.18図11参照)。また、離乳食が始まる頃には、新生児期には整っていなかった体の軸が真っ直ぐに整ってきます。体の軸が安定することは頭位の安定につながり、口腔機能の発達にも非常に重要です。そこで、抱き方や寝かせ方をくふうします(図17)。

就寝時の口呼吸は低酸素血症から睡眠障害として乳幼児期の発達にもかかわる問題に発展したり、歯ぎしりや食いしばり、おねしょの原因にもなることがあります[3,4]。

図17 抱き方・寝かせ方が影響
こいし歯科「お口育て教室」(P.30)で使用している資料。赤ちゃんの体の軸が真っ直ぐに整うように、また頭部が後屈した姿勢になり口唇が開かないようにする。

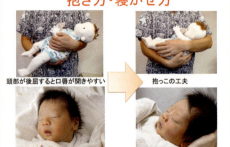

の指導ガイド

③ 靴下は控える

[時期] 出生〜

足指がよく動くように、靴下は控える

原始反射の1つに、足の把握反射*5があります。原始反射は通常3〜4ヵ月で消失しますが、足の把握反射は最後9〜10ヵ月頃まで残り、身体の発達によって見られなくなります。新生児が泣くと、足の指先まで真っ赤にして足指を開きます。真っ赤になるのは、いわば全身の血液がしっかり循環している証拠です。誕生後、早期から靴下を履かせることは、足指を包もうとする靴下の力が慢性的に足指にはたらき、足指の反射や運動を阻害することになります。ハイハイの時、親指でキックすることもできません。

足指を動かすことによって、足裏には3つのアーチが形成されます。そのうち、一般に内側のアーチを土踏まずと呼びます（図18）5)。これらのアーチは、①立った姿勢を安定させる（ペットボトルやジュースの缶でも底にアーチがあるように、アーチがあると安定して倒れにくくなる）、②足のクッションとなり、衝撃を吸収するという役割があります。しかし、足指に変形など異常があると、土踏まずを作るアーチが崩れます。土踏まずがなければ、疲れやすく、膝や腰、脳に衝撃が及びます5)。

子どもは4歳前後まではかかとの骨が未完成で、土踏まずは2〜5歳頃に形成される5)ため、足の成長の面からは、足指を阻害しないよう、家の中では裸足で過ごす生活が適しています。子どもが靴下を脱ぎたがる行動は、自己防衛なのかもしれませんね。

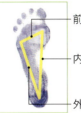

図18 足裏の3つのアーチ
2〜5歳頃、拇指球と小指球とかかとの3点を起点としたアーチが形成される。これらのアーチは、立位を安定させたり、身体への衝撃を吸収する役割を持つ。

- 前方横アーチ
- 内側アーチ（**土踏まず**）
- 外側アーチ

タイミング&よびかけ

例：ベビーカーで靴下を履いている姿を見た際に、「将来の姿勢に影響するんですよ」と言いながら、否定はせず、「温めてあげるのは末端より中心のお腹がいいんですよ」と笑顔で改良点を説明。

*5 足の把握反射：足底を圧迫すると、足指が屈曲する反射。

④ 足底接地

[時期] 出生〜

哺乳時、おんぶ・抱っこ時も足をつける

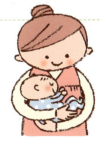

哺乳時、おんぶ・抱っこ時には、足も手も保育者の体に密着し、まとめるように支えられている姿勢が大切です。足がどこにも触れずブラブラしている状態では、頭位・体幹・呼吸の安定につながりません。ここでいう「足の接地」とは、左右両足裏の完全接地を目指すものではなく、赤ちゃんがいつでも踏ん張れるように、どこかに触れているような状態を指します。

また、体の軸がまっすぐになっている（耳・肩・腰が一直線でねじれていない）姿勢であることも大切です。大人でも、食事の際に横向きで食べたり飲んだりすることはできません。赤ちゃんも同様に、頭位や体幹の安定なしにゴックンと飲み込むことはできません。

タイミング&よびかけ

例：「授乳中か／離乳食は始まったか」「よく飲むか／どんな離乳食をどんな状態で与えているか」などをたずね、「抱っこの仕方が将来の歯並びに影響するんですよ」と言いながら、保護者に抱っこをしてもらう。抱っこのしかたに関してはけして否定はせず、「こうしたら口が閉じる姿勢になってオススメですよ。かわいいですね！」と笑顔で改良点を説明する。

5 適切な離乳食

食形態・量は、口の機能・歯の生え方にあわせて調整を

離乳食の進み方は個人差が大きく、歯の萌出の程度や早産・低体重での出産などによって異なります。お口の機能の発達は身体の機能の発達段階に応じて進んでいくため、月齢で示されている進め方だけを参考にしてもうまく進めることはできません。

身体の発達と舌の前後運動（ステップ1）、舌の上下運動（ステップ2）、舌の左右運動（ステップ3）の時期をとらえ（「発達早見表」参照）、ステップに沿った離乳食を与えることが大切です。

ステップ1　［時期］離乳初期

首がすわり、「ブーブー」などの喃語が出始め、大人が食べているものに興味を示し始めるなどのようすが見られれば、離乳食を始めるサインです。初めての離乳食は口唇が閉じやすく、捕食しやすい形態のスプーンを使用します（図19）。一口量が多くならないように、スプーンのボール部の先から半分ぐらいの量で、ひとさじずつ始め、うまく「ゴックン」といかないときは、フォローしてあげましょう（図20）。

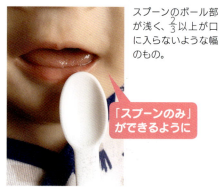

図19　ステップ1に適したスプーン
スプーンのボール部が浅く、2/3以上が口に入らないような幅のもの。

「スプーンのみ」ができるように

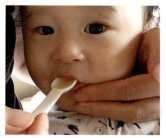

図20　嚥下がうまくいかないとき
下唇の下を少し持ち上げて口唇が閉じるのを補助してあげるとうまくいく。

ステップ2　［時期］離乳中期

口唇がしっかり閉じられるようになり、上下の前歯が萌出してくると、舌の動きが安定し、舌を口蓋に押し付け、食べ物をつぶしながら食べられるようになっていきます。スプーンも少し深めのものでも上唇ですくい取れるようになります。スプーンを横から口唇の間に挿入して汁ものなどを与え、「すする」動きを練習しましょう（図21）。食べながらの水分摂取は止めましょう。

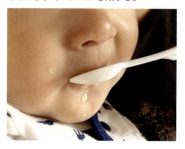

図21　口唇の「すする」動き
下唇にスプーンを置き、水面が上唇に触れるところまでスプーンを傾ける。

ステップ3　［時期］離乳後期

まだ臼歯が生えていませんので、大人の指でつぶせる程度の食材を一口ずつ与えましょう。口腔内で食材を左右に動かせると、唇は左右にねじれた動きが見られます。

ゆでたスティック状のにんじんや、かぼちゃやさつまいものフライドポテトなど、べたつかず、手づかみしやすい形態の食材を前歯でかじり取る練習を行うことで、食材に応じた一口量を覚えていきます。

6 食事時のチェア

［時期］離乳食を開始したら

安定した状態で手づかみ食べ（捕食）ができる環境を整える

④で示したように、摂食嚥下時には、頭位・体幹・呼吸の安定のため、体の軸をまっすぐにし、足底がしっかり接地した姿勢が重要です。足底接地によって上半身が安定すると、鼻呼吸（腹式呼吸）が促され、食に集中でき、摂食嚥下を行いやすくなります[6]。

腰がすわり、自座位ができるようになると、上半身が支えられるため、安定した状態で手づかみで口に運んで食べることができるようになります。手づかみ食べを好きにできるためにも、両足がしっかりとつくタイプのチェアに座らせるようにしましょう。このとき、膝よりもやや引くように（＝立ち上がれる位置に）足を置くことで、座骨で座ることができます（P.18 図10参照）。

7 バンボタイプに注意

[時期] ハイハイの頃

腰がすわる前に座位をいそがせないで

　腰がすわる前、すなわち体の軸が安定する前に、腰を支えるタイプ（いわゆるバンボタイプ）のベビーチェア（**図22**）を使用して無理に座位をとらせることは、自座位と歩行のための発達を阻害し、脊椎の歪みにつながります。

　さらに、「動き回らないように」「離乳食を与えるのに便利だから」と、食事用のチェアとしてもバンボタイプのベビーチェアが代用されることがありますが、自座位ができない状態では自分の力で上半身が支えられず、頸部の位置も安定しません。そのため、たとえば手づかみ食べをしようとしても手が出にくく、手づかみがしにくかったり、飲み込みにくく吐き出してしまうこともあります。上半身を自ら支えられる力がなければ、嚥下する力や自食する力も十分に備わっていないということなのです。一歩一歩階段を登りましょう。

図22 バンボタイプのチェア

腰を前後から包み込むことで、自座位ができるようになる前から赤ちゃんが座れるようにくふうされたベビーチェアで、近年急速に普及している。

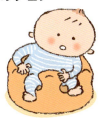

8 靴の選び方

[時期] 10〜20歩歩けるようになったら

靴は、足指や姿勢にかかわる重要な要素

　出生時にはかかとの骨は未形成で、4歳前後で完成するまで足首はまだ柔らかい状態です。そのため、ファーストシューズはややハイカットで、踵がしっかりしているものを選び、靴と足が一体化するようにマジックテープでしっかり保持してあげましょう（**図23**）。

　かかとのないスリッパ・サンダルは脱ぎ履きさせやすいですが、かかとの骨が未形成の時期に履かせると、足首がしっかり支えられず姿勢が悪くなるため[7]おすすめできません。

図23 靴選びが姿勢に影響
西川歯科「足育教室」（P.31）で使用している靴選びの資料。

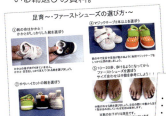

タイミング＆よびかけ

例）立位（たっち）ができているのを確認したら、靴の選び方のパンフレットをお渡しする。

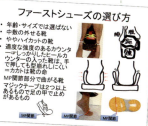

9 態癖

[時期] すべての期間

うつぶせ寝や横向き寝、指吸いなどのくせに注意

　うつぶせ寝、横向き寝、異常に長い時間にわたる指吸いなどの態癖の悪影響は、歯列のみならず、顎顔面の発育にも及び、その持続的な異常な力によって変形を起こす原因となります[8]。

　また、うつぶせ寝や横向き寝は、顔面が圧迫されるため、口唇の閉鎖が困難になり、口呼吸を誘発します。胸部を狭く圧迫する姿勢となり、浅い呼吸になることも、口呼吸を誘発する要因のひとつとなります[8]。

　逆に、日常的な口呼吸や不良姿勢が、うつぶせ寝や横向き寝、指吸いの原因になっていることも考えられます。普段から頸部を後屈し、口呼吸を行っていると、寝る姿勢も同様になり、うつぶせ寝や横向き寝となる可能性があります。また、頭部が後屈すると鼻呼吸がしにくく、姿勢も不安定になるため、指を吸うことで口唇を閉じ、鼻呼吸を促している場合があります。あおむき寝に寝かせ、指吸いを改善するためには、呼吸や姿勢にも注目してみるとよいでしょう。

※夜間のうつぶせ寝は姿勢の崩れの原因となりますが、日中でのうつぶせ姿勢（腹臥位）は、頸部の筋肉の発達を促し、前方を見る力やハイハイへの力を促します。うつぶせ状態で前方のおもちゃを触らせるなどして見守りましょう。

ふだんの診療で実践！
口腔機能のチェックポイント&指導へのつなげかた

口腔機能を順調に獲得できているかを、視診・問診・口腔内診査というふだんの診療の流れに沿ってチェックできるポイントをお伝えします。

視診

　何気ない姿勢、仕草、様相から、ヒントが得られることが多くあります。タカシマデンタルクリニックでは、待合室でのようすをスタッフ全員で観察し、想像される日常生活での姿勢とともにカルテに記載しています。また、顔貌の写真を1枚撮っておきます。診療中には気がつかなくても、後で写真を観察すると得られる情報が多くあります。左右差は笑顔にさせてみるとわかりやすい場合があります。

こうして指導へつなげています！
「日常生活の再現の場」として畳スペースを設置
（タカシマデンタルクリニック）

　子どもたちに畳スペースで遊んでもらい、そのようすを保護者と共に観察し、気になる行動が見られる場合、背景に潜む口腔機能の障害と今後の影響について話しています。楽しい指導を心がけています。

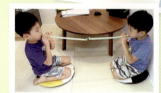

畳スペースにて、ふきもどしで遊ぶ子どもたち。口唇閉鎖機能が弱い子どもの指導には、ふきもどしを用いたゲームなど、「あそび」の中でトレーニングができるようくふうしている。

姿勢

歩き方
診療室や診療台までの誘導時
- ベタベタと大きな足音がする
→ 姿勢の不良（体の軸の歪み）の疑い

立位
診療室や診療台までの誘導時
- 《前方》左右の肩の前後左右の非対称、《側方》頭部の中心・肩・腰の中心・土踏まずが直線状に位置しない（土踏まずの中心から垂直線上に頭の中心がない）、猫背、前頭位
→ 姿勢の不良（体の軸の歪み）の疑い

座位
待合室のソファーで、キッズルームでのおもちゃ遊びで
- うつむき姿勢の多さ、前頭位、背中の弯曲、動きが多い（不安定）
→ 姿勢の不良（体の軸の歪み）の疑い

チェア上で
- 足組、足の向きの乱れ → 顎偏位の疑い
（かみ合わせの偏位がある人は、足先の向きが乱れていたり、足を組んでいることが多い）
- 肩甲骨の前突出 → 姿勢の不良（体の軸の歪み）の疑い

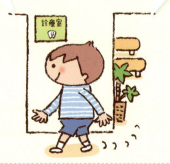
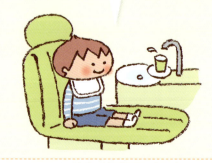

こんなくふうも

待合室で情報発信

小石 剛　高島隆太郎

こいし歯科では、小児だけでなく成人に対しても「生命活動の3S」に注目し、診断・治療・指導に活用しています。待合室に3Sに関する一般向けの書籍をまとめた本棚を設置し、食育に関する掲示をするなど、3Sに興味を持っていただくくふうをしています（図24）。また、タカシマデンタルクリニックでは、待合室にリーフレット（P.13 図4）を配置し、保護者の気づきを促しています。

図24　待合室の本棚や掲示で、呼吸・姿勢・食の大切さを伝える

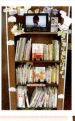
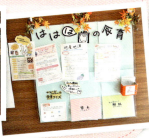

呼吸

- 肩で息をする、呼吸に合わせた体動がある → 口呼吸の疑い
（呼吸がしやすいように体動が多くなる）

靴、足

- 靴の形状（マジックテープなど、P.25図23参照）
- （およそ4歳以下の場合）**かかとの減り** → 足指を使えていない疑い
- （裸足で来院の場合）**足指の変形** → 姿勢の異常の疑い

こうして指導へつなげています！

履物を観察できるよう土足に（西川歯科）

院内は「足育」の観点から土足にしています。そのため、普段どのような靴やサンダルを履いているのかをチェアで知ることができます。履物からは、靴紐などの締め方や、かかとのツブレ、靴のベロの歪み、靴の汚れ具合などで、その患者さんの性格（大雑把・几帳面など）もうかがうことができます。

全身撮影時に靴、足指も確認（西川歯科）

診療において全身写真を撮影する際は、必ず裸足で行います。全身の歪みはもちろん、足指の変形も確認しています。状況によって、全身の歪みや足指の変形があったり、口が開いているようであれば踏ん張ることができないことをお伝えし、足指体操や呼吸ストレッチなどの指導を行います[5]。

  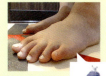

指導前　指導後

指導時は、フットプリントや鼻腔通気度計にて指導前後を視覚的に示し、効果を体感してもらう。

顔

対称性、歪み

- **左右の目と口角との距離、頬・耳の左右差** → 態癖の疑い、口腔機能の異常の疑い
（顔の非対称性がある場合、口腔内にも非対称性が見られる）
- **オトガイの位置と正中の不一致** → 睡眠の向きなどによる異常な外力の疑い
- **頭蓋が左右非対称**（チェア上で12時の位置から、頭頂〜側頭部を観察）→ 睡眠時の態癖の疑い
- **口角の左右差** → 下顎の偏位（偏位する側の口角が上がる）

その他

- **オトガイの肥大** → 異常な嚥下の疑い
- **目のクマ、静脈のうっ血** → 睡眠に問題がある疑い
- **肌の乾燥** → 口呼吸やアレルギーの疑い
（口呼吸患者は肌の質感が乾燥気味でカサカサしていることが多い）
- **口周りの食べ残し** → 唇、舌の運動機能が未熟である疑い
- **鼻毛の量が少ない** → 口呼吸の疑い
（普段鼻を使わないことによる廃用性萎縮と思われる）

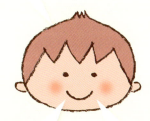

口唇

- **上下唇の大きさ（厚み）の上下差** → 口呼吸や嚥下の異常などの疑い
- **下がった口角** → 舌の低位、口呼吸や異常な嚥下の疑い
- **厚い唇** → 筋の未発達
- **荒れ、粘膜部の乾燥** → 口呼吸の疑い
（口呼吸患者は、唇が乾き舐めるために赤くただれていたりすることが多い）

口の動き

- **「タ」「ナ」「ラ」の障害** → 舌の挙上能力、舌小帯の付着状況を要確認
- **「キ」「シ」の障害** → 舌の動きのコントロール能を要確認
- **会話中、息継ぎを口でする** → 口呼吸
- **飲み込む時の表情筋（口周囲の筋肉）の収縮** → 異常な嚥下（ターンスラスト）の疑い

歯科医院における発達支援のヒント　27

問診

視診で得られた情報と問診票で得られた情報を合わせ、直接聞き取りにて問診を深めていきます。たとえば、口唇が閉じず、口唇の乾燥が視診で確認できた子どもには、保護者に「耳鼻科疾患の既往」や「食事の摂り方」「普段の姿勢」「寝かた」などを問診します。

食生活、生活リズム

- 食事時間 → 家庭の状況
- 就寝時間 → 睡眠の質

姿勢

- ふだんの姿勢 → 自覚のぐあいの把握
- 寝かた（うつぶせ寝、横向き寝、いびき、歯ぎしり、おねしょ、途中で覚醒）→ 睡眠時の呼吸に関連。口呼吸の疑い
- 態癖（頬杖、指吸い、うつぶせ寝、横向き寝など、舌や顎を出すなど）→ P.25 ⑨ 参照

その他

- 耳鼻咽喉科の既往（アレルギー性鼻炎の有無）
→ 習慣的な口呼吸の疑い
（アレルギー性鼻炎をともなう口呼吸患者は多い）

こうして指導へつなげています！

問診票の記入を受診のながれに組み込む
（こいし歯科）

専用の問診票を用意しておき、子どもの患者さんにはすべて、来院のたびごとに記入していただいています。

3Sチェックのための問診票。

こうして指導へつなげています！

スライドで視覚的に （タカシマデンタルクリニック）

睡眠中のいびきの有無や、「普段口が開いてませんか？」といった問診から、最近の子どもの口唇閉鎖能力の低下についての話題に膨らませ、口呼吸が発達に影響を与えることなどを情報提供し、息育の啓発につなげることが多くあります。

また、「どんな食べものが好きですか？」「食事に関して気になることがありますか？」といった問診からは、食事の話題から、食育につなげます。このとき、5分程度のスライドを用いて説明しています。

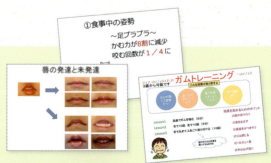

食育用スライドの一部。食事中に口が開いてしまうのは口唇閉鎖能力の発達不足であることや、食事姿勢が大きく口腔機能に影響することなどを伝えている。

ここまでで、口腔内の状態の予測をしておきましょう

口腔内診査

　症例に合わせて前述のスクリーニングを行い、得られた所見が口腔内で歯列不正や口腔機能の異常に発展していないかをチェックします。すなわち、口腔内の状態はここまで観てきた項目を反映した「結果」だと捉え、予測の答え合わせをするつもりで口腔内を診ます。

　口腔内に問題を認めた場合は、歯科医師とともに改善案を提案します。子ども自身や保護者が自ら気づき、行動に移しやすいようタイミングなどにも留意して、誤解を与えないよう、十分な時間を用いて説明・指導を行うようにしています。

歯、歯肉

- **プラークコントロール不良**➡食生活の乱れ、口呼吸などによるドライマウス
- **前歯部のみの歯肉の腫脹**➡口呼吸の疑い

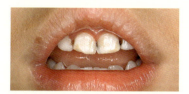

口呼吸による前歯部の歯肉腫脹とう蝕

う蝕

- **う蝕の偏側性**➡食生活の乱れ、口呼吸、態癖などの疑い

歯列

- 歯列不正
- 咬合状態（かみ合わせ）
- 対称性

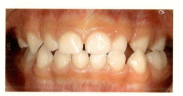

かみ合わせの悪い乳歯列

舌

- 舌小帯、上唇小帯の状態
- **舌苔、舌辺縁の圧痕**➡低位舌、口呼吸や異常な嚥下の疑い

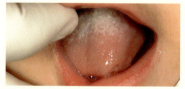

舌苔。低位舌、口呼吸や異常な嚥下を疑う

唾液

- **粘性**➡咀嚼不足や口呼吸によるドライマウスの疑い
- **泡立ち**➡異常な嚥下の疑い

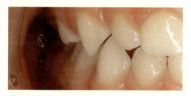

嚥下の異常を疑う唾液の泡

その他

- **口臭**➡う蝕がない場合、口呼吸の疑い
- **扁桃の肥大**[*6]、**咽頭の見え方が狭い**➡慢性的な口呼吸やいびき、睡眠障害の疑い

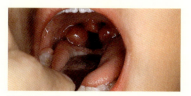

肥大した扁桃

*6　歯ブラシをしながら舌を真下にグッと押し下げると、扁桃が観察できることが多い。

こんなくふうも
舌運動の評価を点数化してモチベーションを維持

高島隆太郎

　口腔機能の発達支援で問題となるのが口腔機能の客観的評価の困難さです。支援の必要性がうまく伝わらなかったり、患者さんや保護者のモチベーションが下がってしまうことがよくあります。舌の随意運動に関しては、図25の評価シート[9]を用いることで、客観的な点数で表すことができます。チェアサイドで簡単に評価することができるため、日常の診療にも取り入れやすいです。

図25　舌運動の評価シート
（文献9より許可を得て転載）

指導のきっかけをつかむ取り

予防歯科と同様に、機能においても予防的にかかわるためには、
発達段階の早期から、理想的には妊娠期からかかわりを持つことが必要です。
そのために、著者らが実践している取り組みを紹介します。

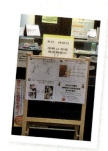

パパママ教室

パパママ教室（母親教室）は、保護者へ指導ポイントを伝えるのにうってつけの機会だといえます。保護者の十分な理解が得られると、子どもへの指導が非常に円滑に進みます。

お口育て教室　こいし歯科

[実施日時] 平日10～12時／毎月
[対象者] 妊婦～普通食を食べ始めるまでの子どもとその保護者

離乳食の食べ方や抱っこや寝かせ方、靴の履かせ方の実習を含めた母親教室。具体的には、歯科医師による3Sに関する講義、管理栄養士による離乳食調理とそのアドバイス、歯科衛生士による口腔機能について保護者の理解を深める実習と、離乳食の食べさせ方指導、姿勢（抱っこのしかた、寝かせ方、座らせ方）の実習、歯みがき・しあげ磨き指導などを行います。

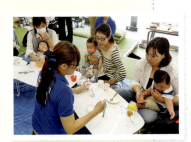

お口の育て方教室　タカシマデンタルクリニック

[実施日時] 休診日10時～11時半／月1回
[対象者] 診療時間内での説明では十分に理解が得られない母子

院長による、母子参加型の講義形式の教室です。う蝕の予防、フッ化物に関する正しい知識の理解をうながし、不正咬合を予防するために必要な3Sを主軸とした子育てのしかたについてお話ししています。

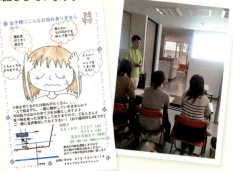

母親教室　西川歯科

[実施日時] 平日休診日10時～11時半（予約制、無料）／隔週
[対象者] 妊娠中～子育て中の母親、子どもの矯正治療を希望する保護者、地域の保育・教育職種

診療時間内での説明では十分に理解が得られない保護者に参加を勧めるほか、医院の入口にも掲示して告知しています。う蝕予防、妊婦姿勢、哺乳、捕食、生命活動の3S、ファーストシューズなどについて、院長がクイズ形式で開催しています。

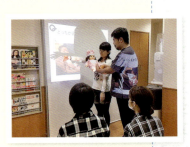

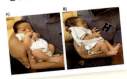

もぐもぐ教室　タカシマデンタルクリニック

[実施日時] 診療時間内（30分程度／予約制）
[対象者] 離乳期の母子

母親（保護者）もしくは子どものメインテナンス時に、離乳時の不安、疑問が認められた場合、次回の治療前後などに予約を取ってもらい、個別に対応しています。普段食べているものを持ってきてもらい、離乳食を通じた口腔機能の発達支援について、歯科医師もしくは歯科衛生士が指導やアドバイスを行います。

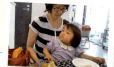

30　子どもの口腔機能を育む取り組み

組み実例集

こんなくふうも
スタッフが実践 小石 剛

スタッフ自ら呼吸・姿勢・食の改善、口腔機能の改善に取り組むことも効果的です。経験や実感を持って伝えることで、患者さんにもしっかりと伝えることができます（図26）。

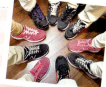

図26 スタッフこだわりの靴と靴下
実際に履いて姿勢改善には足と足指が大切であることを実感とともに理解。患者さんに伝えるための実践例。

各種イベント

積極的に体験教育型のイベントを企画し、開催することで、参加者の自立を目指しています。

2歳からの料理教室　こいし歯科
こどもカフェ

外部講師による料理教室で食への興味や知恵を養い、保護者の食育相談会も併催。毎月開催しています。

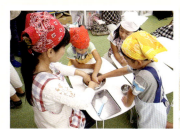
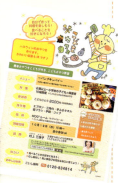

親子ヨガ　こいし歯科

外部講師に親子ヨガを開催してもらい、姿勢と呼吸に関して理解を深めます。

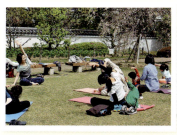
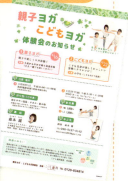

足育教室　西川歯科

子どもの姿勢の歪みが気になる保護者や、足指の変形と口腔内に不安のある患者さんを対象に平日休診日に開催。足指の重要性・足指をまっすぐにする方法・片足立ち・靴の選び方・紐靴交換、インソール作成、呼吸ストレッチなど、体験型のプログラムです。

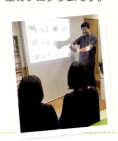
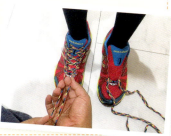

お味噌作り教室　タカシマデンタルクリニック

食育のワークショップ『手前味噌をつくろう』として、30人近くでの味噌づくり。樽に詰めた後は、手作り味噌を使ったお味噌汁と、おにぎりとおかずで昼食を。

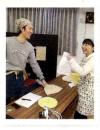

地域との連携

出産後、外出しづらい時期にも参加しやすいよう、月に1度、休診日を利用して、地域の産婦人科での出張母親教室「健口・口育てクラス」を実施したり（西川歯科）、地域の助産師など子育てに関する専門職と協働した研修会や講演会を開催する（こいし歯科）など、地域の中でも3Sを発信しています。

池田市歯科医師会の取り組み
赤井綾美

　池田市歯科医師会では新たなソーシャルサポートの醸成を目的とし、乳幼児期の口腔や食について、地域の関係機関の多職種間で問題意識を共有し、口腔機能発達への共通理解、支援のあり方について検討を重ねています。筆者は、「これまでのう蝕に特化した健診事業をこれからの時代のニーズに合った健診事業へと変えていくにあたり、歯科医師会の役割を見出していきたい」という池田市歯科医師会からの相談を受け、歯科衛生士として、平成25～27年度に5回のワークショップのプログラムを企画し(表3)、事業評価を行ってきました。これまでの研修の参加者は、5回を通して延べ約250名。歯科医師、歯科衛生士、保育士、管理栄養士、栄養士、保健師、言語聴覚士、助産師、歯科助手、小学校・支援学校教員、医師、子育て支援職など、参加職種は全部で13職種となりました(主に歯科医師会から各関係機関に募集を通達)。

　この取り組みを通して、行政における乳幼児健診に「食べ方」に関する問診項目を追加していくことが検討されることとなり、当初の歯科医師会の新たな役割に貢献できたことは大きな成果です。また、毎回の事業評価を重ね、多職種への口腔機能発達の具体的な支援方法として「生命活動の3Sで健口づくり」のコン

おわりに

口腔機能育成の方向性

　現在、日本は超少子高齢社会の到来を前に、高齢者の自立による生産力の向上や増進が求められています。口腔機能の低下は、「噛めない」「食べられない」「話せない」といったことを引き起こし、健康状態に影響し、低栄養や活動能力(ADL)の低下、誤嚥性肺炎、認知症のリスク、QOLの低下に影響し[10]、結果として自立を困難にしていきます。そのため、現在では、高齢者の自立支援として、高齢者の口腔機能の支援は盛んに行われるようになりました。

　しかし、子どもたちの口腔機能の発達不足がますます心配されているにもかかわらず、小児への口腔機能支援はほとんど進んでいません。発達不足の背景には、軟食化など食文化の変化をはじめ、家庭や地域などの「子どもが育つ環境」の変化も含まれます。たとえば、核家族化やコミュニティーの変化によって、身近に子育てを手伝ってくれる人がいないこ

とや、氾濫する情報選択の難しさも、子どもを育てる環境を悪化させています。現代は、現在の高齢者が幼少期の頃よりも、子どもの口腔機能が発達しにくい環境にあると言えます。そうした環境下で育つ子どもたちは、現在の高齢者よりも早期に口腔機能が衰えてしまう(口腔機能の早老化)可能性が考えられます(図27)。未来を支える力がますます減少・低下していくことは避けなければなりません。

　口腔機能の発達不足の背景が社会全体の問題にあるとすれば、歯科のみのアプローチでは改善は困難です。子どもたちの口腔機能の発達支援には、保護者はもとより、保育士や管理栄養士、教育者など、子どもにかかわる地域の多職種とともに力を合わせて取り組む必要があります。未来に向けて、ともに問題を共有し、学び、取り組むアプローチが重要です。

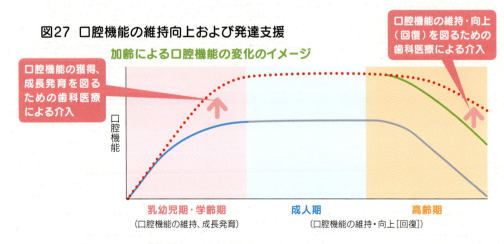

図27　口腔機能の維持向上および発達支援

(文献11を一部改変)

セプトを共有したことにより、子どもの口腔機能の発達を「食べる」という歯科的視点だけでなく、呼吸や姿勢まで全身の発達を包含することの重要性を伝えることができたと感じています。今後、それぞれの専門職の現場でより具体的な取り組みへの発展や連携・協働につながると感じています。

今後は、本ワークショップを発展させ、地域包括支援システムの一環として取り組みを展開したいと考えています。

表3 ワークショップ各回のテーマ

回	テーマ
1回目（H25.7.7）	楽しく食べて元気な笑顔のために 〜お口の機能の発達を知ろう〜
2回目（H25.11.16）	楽しく食べて元気な笑顔のために 〜口腔習癖の影響と健全な永久歯列の育成に向けて〜
3回目（H27.3.14）	口腔機能のリハビリ・予防のための基礎を学ぶ
4回目（H27.6.7）	多職種協働における小児の口腔機能発達支援の推進 〜子どものお口を育てよう〜
5回目（H28.3.13）	多職種協働における小児の口腔機能発達支援の推進 〜子どものお口を育てようフォローアップ編〜

歯科衛生士の新たな役割

歯科専門職の早期からの適切な対応には、子どもたちの健全な発達や発育を支える土台となる「食べる」という機能を育み育てるという重要な意義があります。適切な介入ポイントを見逃すことは、子どもたちの未来に大きくかかわります。基本的な口腔機能の健全な発達はもちろん、発達遅滞・機能回復への機能的な介入や、口腔機能を阻害すると考えられる不適切な食習慣などへの発達支援は、これまでの歯科衛生士にはなかった、セラピストとしての役割を与えるものだといえるでしょう。それは、身体的な機能や生活全般における理学療法と作業療法の両側面から、口腔機能に介入するという新たな分野の始まりです。「オーラルセラピスト」という新しい扉を拓いていきましょう。

〈「歯科医院における発達支援のヒント」引用文献〉
1. 樋口 將. 咬合機能と全身機能に関する研究 —成長と咬合、重心同様の相互関係—. 小児歯科学雑誌 2003；41（1）：148-164.
2. 加藤静恵. 骨盤ケアで改善！PART 9 妊娠・分娩・産褥・新生児期のトラブル—胎児期・新生児期からのケアで、子どもの発達促進を—. 第26回日本助産学会学術集会ランチョンセミナー抄録集, 2012；5-15.
3. 宮崎総一郎, 千葉伸太郎, 中田誠一（編）. 小児の睡眠呼吸障害マニュアル. 東京：全日本病院出版会, 2012.
4. 石塚洋一. 睡眠呼吸障害に対する耳鼻咽喉科医としての対応 小児例を中心に. 耳鼻咽喉科展望 2001；44（4）：252-268.
5. 西川岳儀, 松藤文男, 松藤克也（監）. 人生が変わる！足指スローストレッチ. 東京：実業乃日本社, 2015.
6. 舘村 卓. 臨床の口腔整理学に基づく摂食嚥下障害のキュアとケア. 東京：医歯薬出版, 2009.
7. 松藤文男, 今井一彰. 「足の指」まっすぐ健康法. 東京：河出書房新社, 2008.
8. 筒井照子, 西林 滋, 小川晴也. 態癖—力のコントロール. 東京：クインテッセンス出版, 2010.
9. 石野由美子, 山下夕香里, 根本京子, 丹生かず代, 今井智子, 鈴木規子, 道 健一. 舌小帯短縮症の重症度と機能障害について—舌の随意運動機能, 構音機能, 摂食機能についての定量的評価の試み. 日本口腔科学会雑誌 2001；50（1）：26-34.
10. 安藤雄一, 青山 旬, 花田信弘. 口腔が健康状態に及ぼす影響と歯科保健医療. J Natl Inst Public Health 2003；52（1）：23-33.
11. 厚生労働省. 中央社会保険医療協議会 総会（第314回）議事次第, 2. 歯科医療（その2）について. http://www.mhlw.go.jp/file/05-Shingikai-12404000-Hokenkyoku-Iryouka/0000104686.pdf（2019年9月3日アクセス）

〈参考文献〉
1. 清水清恵. 歯科から呼吸を考える：口呼吸, 閉塞性睡眠時無呼吸症候群（OSAS）に対して歯科が知っておきたいこと（第2回）口呼吸への対処法とその課題. 日本歯科評論 2016；76（5）：65-75.
2. 加我君孝, 山中 昇（編）. 今さら聞けない！小児のみみ・はな・のど診療Q&A Ⅰ〜Ⅱ巻. 東京：全日本病院出版会, 2015.
3. 石田房江. 自己論文紹介. 赤ちゃん歯科ネットワーク 2014；1（1）：60-66.
4. 黒須一夫（編著）. 現代小児歯科学 第5版 基礎と臨床. 東京：医歯薬出版, 1994.
5. 清水みどり, 野井真吾, 正木健雄. 子どもの背筋力低下に関する研究 —過年度との比較から—. 日本体育大学紀要 2004；33（2）：119-127.

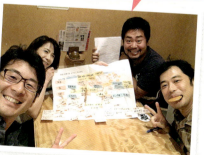

著者近影

育児支援としての口腔機能発達支援のありかた

高島隆太郎 Ryutaro TAKASHIMA

子どもの発育支援でリスクを強調することのリスク

う蝕や歯周疾患の予防において、「むし歯になるから甘いものを控えましょう」「歯ぐきが腫れているからしっかりと歯を磨きましょう」といったリスクの強調を発端とする指導方法で、我々は一定の成績を上げてきました。いまや甘いものの摂りすぎがう蝕のリスクを上げることは一般常識と言えますし、大抵の成人の方が歯周病について耳にしたことがあるはずです。

しかし、子どもの発育を支援するためには今までとは異なったアプローチが必要ではないでしょうか。小児科医の西村龍夫先生(にしむら小児科[大阪府])は、現代を「リスク過剰社会」と表現し、ヘルスケアを仕事にする労働者は、自らの労働の価値を高めるために知らず知らずのうちにリスクを過剰に指摘してしまいがちであると警鐘を鳴らしています[1]。とくに子どもに関するリスクは保護者に過敏に受け止められることがあるのを知っておくべきでしょう。

ミュータンス菌の母子感染リスクの啓発が招いた弊害

リスクを過剰に指摘してしまった指導が、かえって人々を不幸にしてしまうことがあります。

例として、「母親に多数のう蝕があると、子どもにう蝕原因菌が伝播するので注意しましょう」といったう蝕原因菌の母子伝播リスクの指摘があります。生まれたばかりの赤ちゃんの口の中には歯がなく、住みやすい場所が存在しないためにう蝕の原因菌として有名なミュータンス菌はいないが、生後19〜31ヵ月の頃、20本の歯が生え住み場所が提供されると、大人の唾液から感染する——アメリカの研究者コーフィールドらにより明らかにされたこの事実から、「細菌の伝播」というリスクが強調されすぎて弊害を生んでいるケースをよく目の当たりにします。

あるお母さんは、母子間でのボディータッチを控えているとのことでした。この時期の母子間でのボディータッチはこころの絆を形づくる愛着形成の機会であるのに[4]、菌の伝播を恐れるあまり、不適切な行動につながってしまっていました。

またあるお母さんは、伝播を恐れて子どもが口に入れるおもちゃを殺菌したり、口に入れることすら咎めていました。成長の過程で幼児が玩具や指などを何でも口に入れるのには、玩具や指などの表面に生息する菌にそうして触れながら、自身の免疫を形成していく側面があります。また触覚に対して敏感な口にいろいろなものが触れ合うことで知覚が成長し、「目で見て」「舌で触って」「指で触る」中で脳と目と手が協調して[2]いきます。それを止めさせてしまえば、かえって子どもの健全な成長を阻害すると考えられます。

う蝕原因菌は誰の口腔内にも存在し、ご存じのようにう蝕原因菌がいるからう蝕ができるわけではありません。コーフィールドは純粋な研究者として赤ちゃんの口腔内のむし歯菌の出所を調べたのですが、それがお母さんの心配を生じるような情報に操作され、リスクが強調され過ぎた結果、このような弊害を招いてしまったものと考えられます。

「指導をしない専門家」を目指そう

子どもの口腔の発達を支援する上では、同様のことが起こらないように注意深く情報を扱わなくてはいけません。

口腔機能の成長は胎児期から急速に進展していくため、出生後、可能なかぎり早い段階から支援していくことが望ましいと考えます。子どもの治療を目的に歯科医院を受診した保護者にも、口腔の成長に関心を持ってもらうことがとても重要です。しかし、たとえば定期健診で来院した子どもの口呼吸を指摘し、その弊害を保護者に事細かに説明したとします。「口呼吸は"万病のもと"で風邪をひきやすいし、歯並びも悪くなりやすい」とリスクを強調した場合、保護者は風邪に罹るのをおそれて家の外で遊ばせないようにするかもしれません。また、心配するあまり子どもに対していつも目を吊り上げて「口を締めなさいって何度いったらわかるの!?」と注意に明け暮れるかもしれません。実際には家の外で元気に体を使って遊ぶことが子どもの心身の発達にとても良いことは語るまでもなく、その過程で呼吸の様式が改善する可能性さえ秘めているのにです。

私たちヘルスケアに関わる職業においては、熱心な指導者ほど多くの知識を手にし、その結果、職務を果たすべく目の前の親子に知る限りの模範解答を提供してしまいがちです。

歯科医師であり、幼稚園の園長先生を務められた異色の職歴をお持ちの岩倉政城先生(元 尚絅学院大学付属幼稚園園長)は、著書[3]で「指導をしない専門家になろう」と呼び掛けておられます。目の前の親子を幸せにするための指導が、かえって不幸にしてしまう可能性もあることについて認識を強めておきたいものです。

指導は3段方式で考えてみよう

本書では、子どもの口腔機能の発達支援として、3S(姿勢、呼吸、食べ方)の視点が必要であることを述べました。実際の臨床の場で支援を行う際には、目の前の子どもが現在どのような状態であるのかを3Sの視点からよく観察し、まずは「現在の状態よりも一段階良い状態になるために」何が必要かを熟考し、その事項について、「親子に自ら気づいてもらうためにはどうしたらよいのか」を考える、という3段方式をとるとよいと思います。

〈引用文献〉
1. 西村龍夫. 子どもの風邪—新しい風邪診療を目指して—. 東京:南山堂, 2015.
2. 三木成夫. 内蔵のはたらきと子どものこころ. 東京:築地書館, 1982.
3. 岩倉政城. 五感ではぐくむ子どものこころ. 京都:かもがわ出版, 2006.
4. ジョン・ボウルビイ(著), 作田 勉(訳). ボウルビイ母子関係入門. 東京:星和書店, 1981.

日常臨床でそのままできる口腔機能の評価

高島隆太郎 Ryutaro TAKASHIMA

口腔機能に関して幼児期から積極的にアプローチしていくことはとても大事なことですが、現在のう蝕の治療と予防を中心とした診療体系のなかで行うのは、なかなか難しいのも現実だと思います。そこでここでは、通常の歯科診療の流れの中で幼児の口腔機能を評価する方法についてご紹介します。

幼児の口腔機能を評価する意義

私たちは口を通じて来院される患者さんの健康を支えています。口腔の状態の変化が全身に影響を与えることは数々の研究で明らかにされ[1,2]、私たちが患者さんの口腔に介入することを後押ししてくれています。

では、どの時期に口腔に介入するのがもっとも患者さんの健康状態を引き上げることができるでしょうか？

実はこちらもすでに、「ライフコースアプローチ」という研究により、低年齢であればあるほど効果が高いと証明されています[3]。

そこで、ここでは乳歯の萌出が完了して歯科医院への受診が始まることが多い3歳から、小学校に入学するまでの幼児の患者さんを対象にお話しします。

評価の方法

チェアでのうがいのチェック

歯面清掃の合間のうがいをよく観察します。口に水をふくんでガラガラうがいができる子もいれば、ダラ～っと水が垂れだし、スピットンにうまく吐けない子も。

そのようすを詳しく観察して、カルテに記載しておきましょう。口唇を閉鎖して口に水をためている時は、呼吸を鼻呼吸に切り替える必要がありますし、口の中をブクブクと水でゆすいで洗うためには口輪筋と頬筋の協調動作が必要です。水をうまく吐きだすためにはうまく口唇を使う必要があるのです。何気ないうがい動作でも、口腔機能に関してさまざまなチェックを行うことが可能です[4]。

チェアでのお話でのなかで発音のチェック

幼児たちに、幼稚園・保育園のクラスのこと、好きな色や興味のあることを聞くと、みんな一生懸命にお話ししてくれますよね。そこでも口腔機能のチェックができます。

声の張りや大きさ、口唇の動き、舌が口から飛び出していないかどうか、カ・タ・サ行の音が正確に発音できているかを観察して、カルテに記載しておきましょう。

発音は呼吸の呼気の調節や舌の口腔内での位置調整を行う、まさに口腔機能そのもの。これを聞き逃す手はありません。

その他のチェック

口蓋の形、口唇の乾き具合、舌苔の付着具合、前歯の着色程度、扁桃の肥大の程度に関しても、すべて水平位のチェアで観察が可能です。

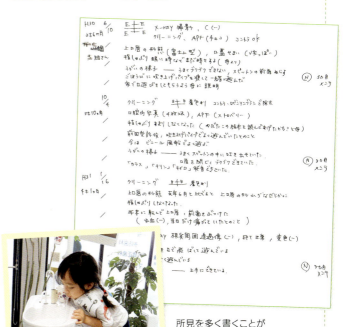

所見を多く書くことが観察する眼を鍛える。

口腔機能の成長を見守り 記録に残すことが介入の第一歩

口腔機能は変化していくもので、全身やこころの成長の影響も強く受けます。

筆者の患者さんでは、夏休みにいとこたちが泊まりで遊びに来たら急激に口腔機能が向上した例がありました。同様に、クラスが変わって友達付き合いや遊び方が変化することで、口腔機能が変化していく可能性だってあります。

そんななか、たとえ口腔機能を観察していても、記録を取らず頭の中に記憶しておくだけだと、未来には記憶は失われ、見ていなかったのと同じになってしまいます。些細なことでも観察したら記録に残していくことが重要です。

また、観察するなかで得られた所見が好ましいものでない場合、保護者にすぐに伝えたくなるのが人情というもの。しかしその焦りが患者さんとの今後の関係を悪くしてしまうこともよくあります。よほど深刻なものでない限りは、きちんと時間をかけて観察したのちにゆっくりとお話しできる機会をつくり、わかりやすく資料を整理した上で保護者にお話しされることをお勧めします。

今後、定期健診で必ず観察する歯の萌出、むし歯の有無などの項目に口腔機能の成長具合が加わっていくことが広がることを夢見ています。

〈引用文献〉
1. 吉田良成, 鬼頭佳子, 小野俊朗ほか. 乳児の口呼吸の予防に関する研究：夜間睡眠時における口唇閉鎖の獲得について. 小児保健研究 2003；62(6)：623-629.
2. 若井建志, 内藤真理子, 川村 孝, 内藤 徹, 小島正彰, 梅村長生, 横田 誠, 花田信弘. 歯科医師を対象とした歯と全身の健康、栄養との関連に関する研究　歯間部清掃器具使用と全死亡リスクとの関連. 8020 2016；15：114-115.
3. 深井穫博. 口腔保健におけるライフコースアプローチの展開. ヘルスサイエンス・ヘルスケア 2013；13(1)：1-2.
4. Ogawa A, Ishizaki A, Asami T, Hyosong K, Hironaka S. Effectiveness of a mouth rinsing function test for evaluating the oral function of children. Pediatr Dent J 2017；27(2)：85-93.

FURTHER QUESTIONS

 各種教室・イベントの対象は患者さんのみ？ それとも一般に公開しているのでしょうか？ 募集方法と、参加率についてもお聞きしてみたいです。

 「こいし歯科では、来院者への直接手渡し→受付での手渡し→予約メールへの案内添付→ホームページでの告知→ポスターやリーフレットの設置、という優先順位で告知しています。そのなかで、一般にも募集することがあります。参加者は回によってばらつきがありますが、理想の半分くらいです。そのため、最近ではLINE公式アカウント（旧"LINE＠"）やInstagram（インスタ）など各種SNSの活用も始めています」（小石）

「当院では現在月1回母親教室を開催し、年1回クリスマス会を開催しています。母親教室はおよそ半年間の開催日をあらかじめ決めています。ともに参加資格は当院の患者さんとその紹介者のみとし、この10年、1人でも参加者がいるかぎり、毎月開催し続けてきました。母親教室参加者は近年ではすべて紹介者のみとなっていますが、参加者に『これはお友達にも伝えたい』と思っていただけるよう10年間毎月少しづつアレンジし続け努力してきたことがつながったのかなと思っています。"最後の駆け込み寺"ではないですが、保護者を支援できる場所であるとともに、発達機能におけるロケットの発射軌道や角度を少しでも早期に支援できる場所、人生の始まりから終わりまで関われる場所を目標とし続けています」（西川）

「当院での母親教室や抱っこ講座に関しては、ポスターを作成し、院内・院外での掲示はもちろん、SNS上で告知したり、駅前の商店に貼らせてもらったりして、一般にも広く募集しています。定員は6名としており、満員となることが多いです。参加された方に経緯を毎回お聞きするのですが、やはりお友達のご紹介がもっとも多いようです。ママ友同士LINEなどで連絡を取り合われたりすることも多いでしょうし、そういった媒体において紹介されやすいポスター作りをされるとよいのではないのでしょうか」（高島）

 以前は医院イベントを行っていましたが、いつの間にか立ち消えてしまいました……。長く続けるコツがあればぜひ教えていただきたいです。

 「開催の目的や目標を持つことや、イベント自体を楽しむことが長く続けるコツだと思います。ちなみに、こいし歯科の目標としては、子ども達のお口を育てる（口腔機能の発育支援）だけではなく、お母さんの支援（子育ての安心感や自信を持ってもらうなど）と、私たち自身の学びとしています。そして、毎回われわれ自らがとても楽しんでいます！」（小石）

「当院では、当初はいろいろな時期にイベントを行っていましたが、今は年1回のクリスマス会のみとして時期を固定化しています。時期の明確化によりチームメンバー（スタッフ）も自発的に準備を始めてくれ、昨年参加した保護者の方からも『そ

FURTHER QUESTIONS

ろそろですか?』『今年はいつですか?』と問い合わせをいただきます。また、"できるだけたくさん参加してもらえるように" と "自分の意思で動き回れるように" という思いから、参加対象者を(保護者の参加は認めず)子どものみとしていますが、お友達を連れての参加も多いです」(西川)

「日々お仕事に励まれ、お忙しい皆さまですので、今のお仕事にプラスして "なにかイベントをやろう" と思えるってすごいことだと思います。我々が味噌作りなどのワークショップを開催したのは、もともと自分たちが "楽しそうだからやってみたい!" と思ったことにありました。"せっかくやるんだったらスタッフの家族や患者さんも誘ったらもっと盛り上がるよね" という発想です。皆さまも、気張らず、無理をせずに徐々に規模を広げていかれるとよいのではないでしょうか?」(高島)

各種イベントに参加する方はもともと意識が高い方が多いと思いますが、参加してくれない方へのアプローチはどうしていますか?

「普段歯科に興味のない方へのアプローチが一番難しいと思いますが、一番大切なことだと思います。こいし歯科では院内落語会や地域のイベントへの参加など、窓口を大きく取れるイベントを通じて啓発を進めています」(小石)

「"この方は参加しそうにない" と決めつけることだけはせず、一応全員にお声がけし、お誘いするように心がけています。やはり関心のない方、興味のない方へのアプローチは大変難しいです。そのため、まずは参加された方へのアプローチをしっかり行い、そこから横に拡がっていけばと考えています」(西川)

「人それぞれ価値観がありますので、興味のない方に無理に話を聞いてもらっても、その方の貴重な時間を奪ってしまうことになるだけで、うまく成功には結びつかないように思います。当院では万人の興味を引くようなクイズ形式のポスターや、マンガ入りのコラムなどを作成し、公開しています。当院のウェブページより見られますので、興味を持たれましたらご覧になってみてください」(高島)

BOOK GUIDE

掘り下げ

本コーナーでは、本書の内容に関して、
もっと知りたい・学びを深めたいという方のために
幅広く役立つ参考書籍をご紹介します。

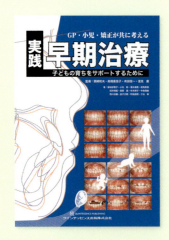

GP・小児・矯正が共に考える 実践早期治療
子どもの育ちをサポートするために

関崎和夫、高橋喜見子、有田信一、里見 優＝監著
2018年／クインテッセンス出版／256ページ（本体15,000円＋税）

「健全な永久歯列の完成を目指す早期治療が大いに注目をあびている。いつから、どのようにアプローチするのが良いかが議論されている。良い機能には良い形態がが必然的に安定して備わると考えられる。すなわち、良い口腔機能には良い歯列が育まれ安定して備わる。本書は、GP、小児、矯正のスペシャリストが、長年の経験とエビデンスを元に書かれている。歯列の改善のみならず子どもの健康な育ちを考えてサポートするためにはどのような視点が必要か、口腔の周囲だけではなく全身から、そして胎内の時期からのアプローチについての必要性と実践例をこれほど詳しくエビデンスも踏まえて書かれているものは他に見当たらない。早期治療を志す歯科医師も必携の実践書」（小石）

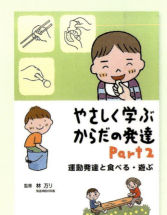

やさしく学ぶからだの発達 Part2
運動発達と食べる・遊ぶ

林 万リ＝監修
2015年／全国障害者問題研究会出版部／134ページ（本体1,700円＋税）

「口腔機能の発達の土台となる子どもの育ちそのものとして大切な視点、遊びを通した運動発達において養育者が知っておきたいポイントがわかりやすく示されています。また、生まれてからの姿勢や体軸の発達のポイント、哺乳から捕食機能の発達について、全身の発達と口唇や舌の運動発達の関わり・その段階が具体的に示されており、月齢ではない離乳の段階的な進め方の指南として役立つ内容です。個々の状態に合わせた離乳食指導の基本を学びたい方に最適な1冊です」（赤井）

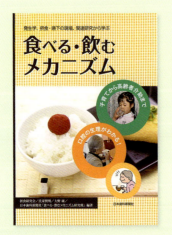

発生学、摂食・嚥下の現場、関連研究から学ぶ
食べる・飲むメカニズム

摂食研究会、氏家賢明、大野 康、日本歯科新聞社「食べる・飲むメカニズム研究班」＝編著
2015年／日本歯科新聞社／112ページ（本体2,000円＋税）

「長年にわたり障害児や高齢者の摂食・嚥下の問題に取り組み、幅広い分野で高い支持を得ていた故・柴田浩美氏の意志を継ぎ刊行された書籍で、『人が食べる』という行為がいかに多くの器官と協調したすばらしい営みかを体感する具体的な方法がわかりやすくまとめられています。また、食べる機能に関わる生理学的な内容や、胎児から乳幼児期の口腔機能の獲得などが一般の方にもわかりやすい表現で示されており、歯科専門職が多職種や一般の方への講座や教室を行うときにすぐに役立つ1冊です」（赤井）

【著者略歴】

小石 剛（こいし・ごう）

2003年 鶴見大学歯学部卒業
2006年 小石歯科医院継承・開設
2009年 こいし歯科に改称・移転
2011年 医療法人優心会設立
2014年 岡山大学大学院卒業
2019年 こいし・こども矯正歯科開設
〈所属・役職〉
日本小児歯科学会／日本口腔衛生学会／池田市歯科医師会理事／子育て支援はぐはぐ副代表／北摂こども文化協会理事／トアエル（池田市公益活動促進センター・旧NPOセンター）理事
〈活動〉
地域多職種連携の子育て支援を中心に活動。

高島隆太郎（たかしま・りゅうたろう）

2007年 大阪歯科大学大学院 口腔衛生学博士課程修了
2009年 箕面市にてタカシマデンタルクリニック開設
2018年 大阪歯科大学非常勤講師
〈所属・役職〉
MIOS小児歯科臨床研究会／0歳からの健康長寿研究会理事／日本口腔衛生学会／日本口腔機能療法学会
〈活動〉
2015年より自院にて母親教室を開設し毎月地域の保護者に口に関する育児情報を提供。2018年、地域にて保育バンド（地域で子どもの育ちに関わる人たちの職業の垣根を越えた研修会）を設立し、地域の保育ネットワークの構築に務めている。

赤井綾美（あかい・あやみ）

1985年 大阪府立公衆衛生専門学校歯科衛生科卒業
1985年 医療法人ラポール会青山病院歯科・口腔外科主任歯科衛生士
2001年 大阪府立公衆衛生専門学校歯科衛生科講師
2005年 大阪府立看護大学医療技術短期大学部歯科衛生学科助手
2002年 佛教大学大学院（修士課程）修了・修士（社会学）
2005年 フリーランス
〈所属・役職〉
日本歯科衛生士会（地域歯科保健分野認定歯科衛生士）／日本口腔衛生学会
〈活動〉
歯科保健指導、健康づくりに向けた多職種連携および歯科衛生士生涯教育等の事業企画及び運営。

西川岳儀（にしかわ・たかよし）

2003年 岩手医科大学歯学部卒業
2003年 久保田歯科クリニック勤務
2007年 医療法人西川歯科勤務
2007年 医療法人西川歯科移転
2014年 医療法人西川歯科理事長
〈所属・役職〉
日本小児歯科学会／日本スポーツ歯科医学会／豊中市歯科医師会理事
〈活動〉
矢吹産婦人科と連携／母子歯科保健活動／子育て支援を中心に多職種連携活動

【初出一覧】

口腔機能は全身とともに育まれる
「歯科衛生士」2016年11月号
全身に目を向けて、変わる、広がる はじめてます！子どもの口腔機能を育む取り組み
［前編］口腔機能は全身とともに育まれる

歯科医院における発達支援のヒント
「歯科衛生士」2016年12月号
全身に目を向けて、変わる、広がる はじめてます！子どもの口腔機能を育む取り組み
［後編］歯科医院における発達支援のヒント

育児支援としての口腔機能発達支援のありかた
日常臨床でそのままできる口腔機能の評価
書き下ろし

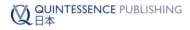

歯科衛生士ブックレット Vol.2
全身に目を向けて、変わる、広がる
子どもの口腔機能を育む取り組み

2019年10月10日　第1版第1刷発行

著　者　小石　剛／赤井綾美／髙島隆太郎／西川岳儀

発 行 人　北峯康充

発 行 所　クインテッセンス出版株式会社
　　　　　東京都文京区本郷3丁目2番6号　〒113-0033
　　　　　クイントハウスビル　電話(03)5842-2270(代表)
　　　　　　　　　　　　　　　(03)5842-2272(営業部)
　　　　　　　　　　　　　　　(03)5842-2278(編集部)
　　　　　web page address　https://www.quint-j.co.jp/

印刷・製本　サン美術印刷株式会社

Ⓒ2019　クインテッセンス出版株式会社　　　　禁無断転載・複写
Printed in Japan　　　　　　　　　　　落丁本・乱丁本はお取り替えします
ISBN978-4-7812-0705-6　C3047　　　　定価は表紙に表示してあります

全身と口腔の 発達のかかわり 早見表

特別付録

未就学児対応 全身と口腔の発達のかかわり早見表

口腔は全身とともに発達し、口腔機能は身体機能とかかわりあい、段階を追って発達していきます。
指導の詳細は、本書P.22〜25をご覧ください。

★ は「生命活動の3Sで健口づくり」に基づく指導のポイントです。

1 妊娠中の姿勢　　6 食事時のチェア
2 抱き方・寝かせ方　7 バンボタイプに注意
3 靴下は控える　　8 靴の選び方
4 足底接地　　　　9 態癖（うつぶせ寝、吸指癖）
5 適切な離乳食

使い方
本シートを切り取って、未就学児の口腔および全身の発達の確認・指導にお使いください。

月齢のめやす	胎芽期		胎児期	新生児期〜乳児期				幼児期				
	8週	10週	20週	0〜3ヵ月	5ヵ月	7ヵ月	9ヵ月	1歳	2歳	3歳	4歳	5歳

身体の発育

- 8週：●口と全身の関連の基礎となる動きができ始める
- 10週：●主要な臓器がほぼ完成
- 20週：●自発運動が出そうだ ●成長とともに、胎内空間が小さくなる ★1
- 0〜3ヵ月：●ねんねの時期 ●非対称性緊張期 ★2 ★3
- 5ヵ月：●首がすわる ●手を追視する ●寝返り ●ずりばい
- 7ヵ月：●ハイハイ ★7 ●自座位がじょうずにできる
- 9ヵ月：●つかまり立ち 首が起きて腰が立つ ★8 ●歩行 ★9
- 1歳：
- 3歳：●でんぐり返し ●三輪車に乗る
- 4歳：●かかとの骨の数が揃う
- 5歳：●片足飛びができる

●体幹を支える骨（頚椎→脊椎→坐骨）の完成

●土踏まずの形成

- 8週：●指1本ずつ認識可能 ●頚部・体幹の同側性屈曲
- 10週：●親指やこぶしを吸う
- 20週：●自動歩行反射
- 5ヵ月：●目・手の協調運動 ●首がすわり、飲みこむことができるようになる ●支えると座位で安定する
- 7ヵ月：●目・手・口の協調運動 ●体が安定してくると、自食しやすくなる ●体軸が回旋して自座位ができると、舌が対称的な上下運動から左右運動ができるようになる
- 9ヵ月：●立位完成
- 5歳：●運動の成熟 ●咀嚼の成熟

口腔機能がかかわる身体機能の発達

食べる

- 10週：●開口、口唇閉鎖、嚥下を行う ●規則的な嚥下運動
- 20週：●吸啜・嚥下・呼吸の連携が成熟
- 0〜3ヵ月：●哺乳（ラッチオン） ★4
- 5ヵ月：●離乳食開始（捕食）口唇を使って食べ物を口に取り込む、口唇を閉じて飲みこむ ★6
- 9ヵ月：●自食（手づかみ食べ）ができるようになる
- 2歳：●食具を使い始める
- 5歳：●大人と同じ硬さのものが食べられるようになってくる

話す

- 0〜3ヵ月：●クーイング クークー
- 5ヵ月：●母音の喃語 アーアー、ウー ●子音を含む喃語 ブー、バー ●繰り返しの喃語 マンマン、ダーダー ●はっきりとした聞き取りやすい喃語
- 1歳：●1語文
- 2歳：●2語文
- 3歳：●発音が成熟 ●歌を歌う
- 5歳：●発音・文法の完成

呼吸

- 8週：●鼻の形成、横隔膜の形成
- 10週：●規則的な呼吸様運動の開始
- 0〜3ヵ月：●肺呼吸の開始

口腔の発育

- 8週：●口・口唇の完成 ●歯の元基ができる
- 10週：●顎が長くなり始め、歯芽の形成 ●すべての乳歯芽が形成
- 0〜3ヵ月：●唇・舌・顎が一緒に動く
- 5ヵ月：●口唇閉鎖の獲得開始 ●下顎の動きが出てくる（口の中に巻き込む）舌の前後運動 ★5
- 7ヵ月：●食物を飲みこむ時、左右に口唇が伸びる 舌の上下運動 ★5
- 9ヵ月：●舌が食物を運ぶほうの口角にへこみができる 舌の左右運動 ★5
- 1歳：●顎もよく動く ●咬む動作の基本と舌の基本の動作完成
- 3歳：●乳歯列完成 ●咬む動作完成
- 5歳：●上顎の成長のピーク

〈引用文献〉
1. 白田チヨ、「健康なお口」は「口の機能」を支えることから始まる 歯科衛生士のための0〜3歳児発達ガイド. 歯科衛生士 2015；39（5）：28-29.

〈参考文献〉
1. 池ノ上 克、前原澄子、みえる生命誕生-受胎・妊娠・出産. 東京：南江堂, 2013.
2. 林 万リ（監）、やさしく学ぶからだの発達〈Part 2〉運動発達と食べる・遊ぶ（第3刷）. 東京：全国障害者問題研究会出版部, 2016.
3. 林 万リ（監）、やさしく学ぶからだの発達〈Part 1〉. 東京：全国障害者問題研究会出版部, 2011.
4. 西川岳儀、松藤文男、松藤克也（監）、人生が変わる！足指スローストレッチ. 東京：実業乃日本社, 2015.

（引用文献1を基に改変）

『子どもの口腔機能を育む取り組み』とじ込み付録　©QPC